Mucuna contra Parkinson:

tratamiento con levodopa natural

Dr. Rafael González Maldonado

MUCUNA contra PARKINSON:

tratamiento con levodopa natural

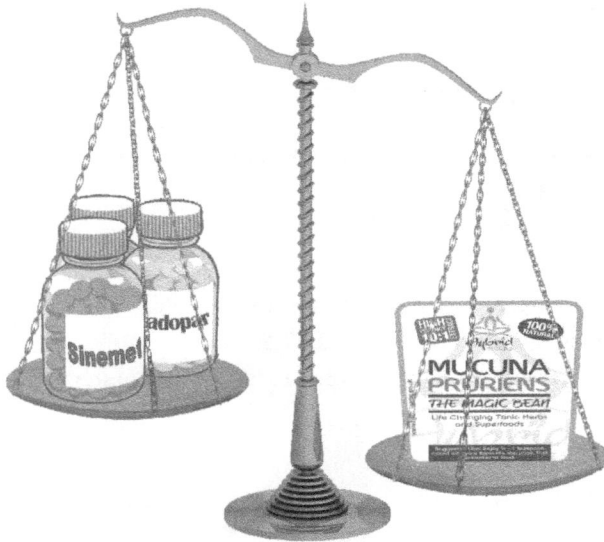

Dr. Rafael González Maldonado

TÍTULO: *Mucuna contra Parkinson: tratamiento con levodopa natural*

AUTOR: **Rafael González Maldonado**

Portada: Julio González Valverde

Ilustraciones: Claudia González Durán

Fotografía: Carlos González Durán

Edita: Amazon (Createspace)

Compra online: www.amazon.es , www.amazon.com

1ª EDICIÓN, julio 2014.

Federación Gremios Editores de España, registro nº 201453212
ISNB 10: 8461709071
ISBN 13: 9788461709076

ADVERTENCIAS: *Los conceptos y datos de este libro no son recomendaciones facultativas sino sugerencias o conjeturas sujetas a error u opinables, y siempre deben contrastarse con el criterio del médico. Estas informaciones no son consejos médicos específicos y sólo tratan de ayudar a aclarar inquietudes de salud; se basan en revisión de datos de investigación científica, patrones históricos de práctica y experiencia clínica No se deben seguir por un paciente o conocido sin consultar al médico responsable que debe tener en cuenta cada caso concreto, con los antecedentes, medicaciones y situación clínica del paciente y supervisar incompatibilidades o posibles errores en las dosis.*

WARNING: DISCLAIMER: The below uses are based on tradition, scientific theories, or limited research. They often have not been thoroughly tested in humans, and safety and effectiveness have not always been proven. Some of these conditions are potentially serious, and should be evaluated by a qualified healthcare provider. There may be other proposed uses that are not listed below.

Creeds and schools in abeyance,
retiring back a while sufficed at what they are,
but never forgotten.

SONG OF MYSELF (Walt Whitman, 1892)

◆　◆　◆

Me aparto de las escuelas y de las sectas,
las dejo atrás; me sirvieron, no las olvido.

CANTO DE MÍ MISMO (Traducción de J.L. Borges)

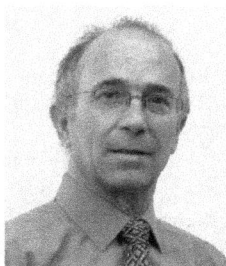

El Dr. Rafael González Maldonado es neurólogo con amplio curriculum profesional: Doctor en Medicina, *Honorary Research Fellow* en Royal Free Hospital (Londres), Profesor del Departamento de Medicina, Jefe de Servicio de Neurología en Hospital Clínico Universitario Granada (1991-2005). Actualmente ejerce como neurólogo en consulta privada.

Ha escrito varios libros de divulgación de la enfermedad de Parkinson: "*El extraño caso del Dr. Parkinson*", "*Tratamientos heterodoxos en la enfermedad de Parkinson*", "*Parkinson y estrés*", "*Conjeturas de un neurólogo que escuchó a mil parkinsonianos*" además de numerosas publicaciones científicas.

También ha editado textos bilingües con traducción al español de clásicos en inglés y francés: "*An essay on the shaking palsy*" (Parkinson 1817), "*De la paralysie agitante*"(Charcot y Vulpian, 1862) y "*De la maladie de Parkinson*" (Denombré, 1880).

"***Mucuna contra Parkinson: tratamiento con levodopa natural***" es, hasta ahora, la monografía más amplia y actualizada sobre el tema. Se describen las bases teóricas y los criterios prácticos del uso de esta planta como una opción de tratamiento de la enfermedad de Parkinson. Se incluyen y sintetizan más de cien referencias bibliográficas.

ÍNDICE

Introducción

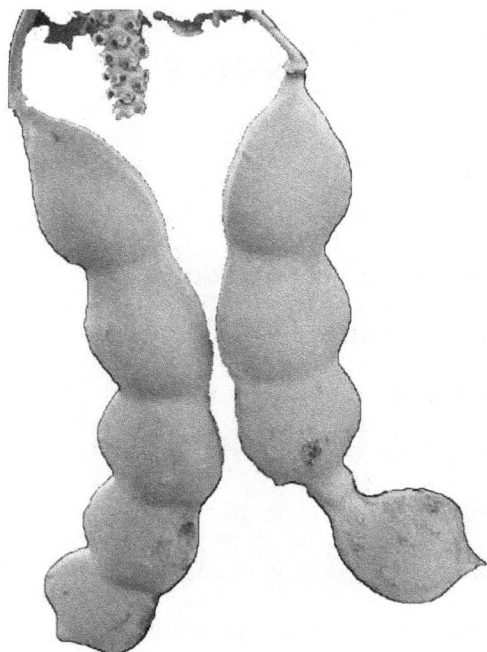

La mucuna es una haba (leguminosa Fabácea) que crece en los trópicos y contiene levodopa natural en grandes cantidades. Mejora a muchas personas con párkinson.

INTRODUCCIÓN

La Mucuna es una especie de haba de los trópicos que contiene levodopa natural, mejor tolerada y más potente que la sintética de Sinemet, Madopar o Stalevo.

El extracto de semillas de Mucuna es un buen tratamiento de la enfermedad de Parkinson. Si no está más extendido es por desconocimiento de médicos y pacientes y porque parte de la industria farmacéutica todavía no se ha interesado, por distintos motivos. Pero en pocos años se extenderá su uso. Los estudios científicos ya la avalan y neurólogos muy famosos (Olanow y Lees) han patentado en Alemania y Estados Unidos los métodos para extraer levodopa de esta planta.

Entretanto, los pacientes cuentan en los foros sus buenas experiencias con la mucuna, la compran en Internet (no necesita receta) y la toman a escondidas de sus neurólogos. Y ni los pacientes ni los médicos (la mayoría) tienen ideas claras sobre la planta, sobre las sustancias que contiene (no sólo levodopa) ni sobre las proporciones en que se absorbe, o la forma de administrarla.

La mucuna se usa sin control y si no hay más accidentes es porque es relativamente inocua (aunque hay riesgos si se emplea mal), y porque la mayoría de las cápsulas que venden tienen dosis muy bajas, casi como un complemento dietético. Las que venden con altas concentraciones, son peligrosas, sobre todo si se mezclan con fármacos antiparkinsonianos. Cuidado con lo que compran, de dónde viene y qué dosis lleva. Y no combinen medicamentos sin consejo médico.

La Mucuna ya no es un producto de herbolario ni del Ayurveda. Las alusiones que hagamos a la medicina hindú son de carácter histórico. Los extractos de la semilla u hojas no son terapias alternativas sino una parte destacada del tratamiento de la enfermedad de Parkinson, en la actualidad y en los próximos años.

En los fundamentos de la mencionada patente de extractos de Mucuna se justifica su uso en el tratamiento del párkinson *para ampliar la ventana terapéutica de la levodopa, para retrasar la necesidad de combinar fármacos, para obtener una mejoría de los síntomas más rápida y duradera, y para disminuir los efectos tóxicos de la levodopa a corto y largo plazo*".

La descripción completa de la patente (WO 2004039385 A2) y las bases científicas y bibliografía que la avalan se pueden consultar en:

http://patentscope.wipo.int/search/en/WO2004039385

Es necesario que se conozca la Mucuna, sus enormes ventajas y escasos inconvenientes y, sobre todo, que sepamos utilizarla para aprovechar sus beneficios en muchos (no en todos) de los pacientes con enfermedad de Parkinson.

Ése es el objetivo de este libro.

Rafael González Maldonado.

Granada, verano de 2014.

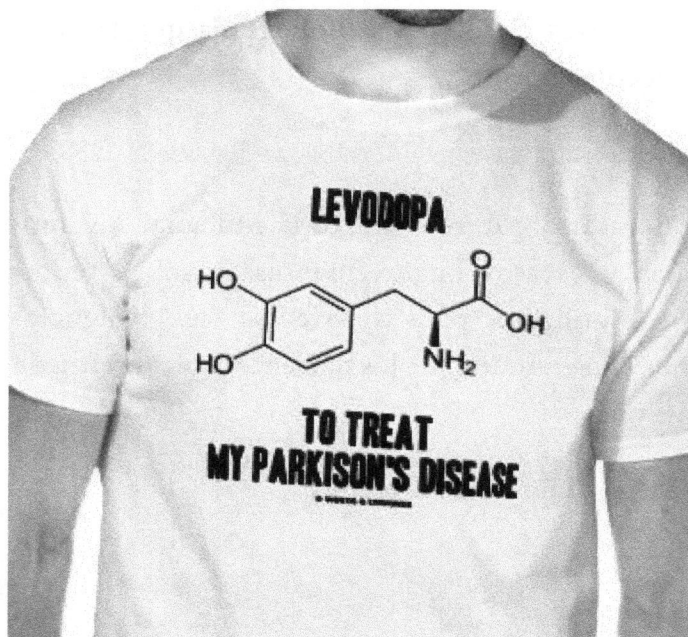

LEVODOPA ES EL MEJOR TRATAMIENTO

Es una sustancia natural, que está en la carne y en algunas plantas, que la emplean para defenderse. Descubierta por Guggenheim en las habas en 1913, sigue siendo el mejor tratamiento para el párkinson.

1. Breve historia de la levodopa

El Dr. Guggenheim sintió náuseas, notó que se le aceleraba el pulso y tuvo que ir a vomitar. Pensó, y pensaba bien, que era porque había comido demasiadas habas.

Tuvo la ocurrencia de analizarlas en su laboratorio y resultó que había descubierto un nuevo aminoácido, la dihidroxifenilanina o levodopa[1]. Pudo comprobar que se distribuía por la planta de modo irregular, más en las vainas que en las semillas. Era 1913.

DE LEVODOPA A DOPAMINA CON DESCARBOXILASA

Desde el punto de vista biológico la levodopa era aparentemente inactiva. El interés aumentó cuando, en 1938 se descubrió una enzima, la descarboxilasa, que la convierte en dopamina, la primera amina activa de la cadena de las catecolaminas.

A LOS PARKINSONIANOS LES FALTA DOPAMINA

Hornykiewicz, a quien copio el título de este capítulo[2] hizo varios hallazgos alrededor de 1960: en el cerebro de los parkinsonianos, especialmente en los núcleos de la base, está muy disminuida la dopamina[3], un neuro-transmisor imprescindible para la coordinación motora.

DANDO LEVODOPA SUBE LA DOPAMINA

El siguiente paso, tras las dudas iniciales, fue administrar levodopa por vía oral. Se comprobó que subía la dopamina cerebral y que las personas con enfermedad de Parkinson mejoraban de forma espectacular: dejaban de temblar y caminaban como si fuese un milagro. Pero había un grave problema, que las náuseas y el malestar general eran difícilmente soportables.

CAMINAN PERO VOMITAN

Era yo niño cuando mi padre, gran médico de pueblo (hermosa Almuñécar), me enseñó, orgulloso de su profesión, un envase de Larodopa, el medicamento que le acababa de regalar un delegado de Laboratorios Roche:

"Esto hace andar a algunos que están paralizados por la enfermedad de Parkinson, sólo que les hace vomitar y se sienten muy mal".

La Larodopa sólo contenía levodopa sintética. Al atravesar el duodeno y pasar a sangre, alcanza el cerebro, haciendo caminar al parkinsoniano, pero también llega al intestino, al corazón y a otros órganos, provocando vómitos, taquicardia y un estado general lamentable.

Aquel recuerdo nunca se me borró y me pareció un milagro: personas paralizadas durante años que se echaban a andar vomitando.

SINEMET Y MADOPAR EVITAN VÓMITOS

Lo que mejora el Parkinson no es la levodopa sino la dopamina. Necesitamos que la dopamina aumente en el cerebro porque allí mejora el temblor y la rigidez, pero no conviene que la dopamina permanezca en la sangre y el resto del cuerpo porque produce vómitos, taquicardia y otros síntomas molestos.

Para evitar los vómitos y resto de molestias apareció el Sinemet (del latín, *sine* y *emetere*: sin vómitos). El truco estaba en añadir a la levodopa otra sustancia, la carbidopa que frena a la descarboxilasa (destruye al destructor) por lo que impide que la levodopa se convierta en dopamina.

Y como la carbidopa no atraviesa la barrera del cerebro, no afecta a la dopamina cerebral, pero evita que se forme en la sangre. Así el cerebro recibe los beneficios de la dopamina y el resto de órganos no sufre su perjuicio.

LA LEVODOPA SINTÉTICA QUE VIENEN TOMANDO

La levodopa sigue siendo el fármaco más dopaminérgico y potente[4]. Voy a describir los medicamentos que llevan levodopa y, por más que he intentado resumirlos, reconozco que su lectura es aburrida.

Por eso los escribo en letra pequeña, para dar a entender que estos párrafos son prescindibles y pueden saltarse, pero para que pueda consultarlos alguien que tenga alguna duda y suficiente paciencia.

CUATRO TIPOS DE SINEMET

El Sinemet es uno de los fármacos más conocidos por los parkinsonianos. Hay que tener en cuenta las distintas proporciones entre levodopa y carbidopa (el inhibidor de la decarboxilasa que impide su transformación en dopamina).

El Sinemet 25/250 fue la presentación original y significa que hay 25 miligramos de carbidopa (el inhibidor) por 250 de levodopa (la sustancia precursora de la dopamina); están pues en una proporción 1:10.

Como algunos pacientes seguían teniendo náusea se cambió relación a 1:4, en el Sinemet Plus 25/100: 25 mg de carbidopa para sólo 100 mg de levodopa. Produce menos náuseas y otros efectos secundarios y es el que se prefiere para comenzar los tratamientos.

Hay también dos formas retardadas (que liberan lentamente el contenido en el intestino): Sinemet Plus Retard 25/100 y Sinemet Retard 50/200. En ambas ya se escogió la proporción 1:4 (mayor proporción de inhibidor, menos efectos secundarios).

LEVODOPA + BENSERAZIDA (Madopar)

Es la opción de Francia y otros países europeos, pero el sistema es el mismo: los efectos adversos de la dopamina al transformase la levodopa se amortiguan aquí con la benserazida, una sustancia con acción muy similar a la carbidopa.

El producto comercial se denomina Madopar (50/200), que significa que cada comprimido tiene 50 miligramos del inhibidor (benserazida) y 200 miligramos de levodopa. Se trata pues de una proporción alta de inhibidor (1:4), similar a la de las formas Plus del Sinemet. La misma proporción se usa en la forma retardada: Madopar Retard 25/100.

LEVODOPA "ESTABILIZADA" (STALEVO)

Es otro sistema para mantener niveles estables de levodopa. Si el Sinemet Retard enlentecía la absorción del intestino a la sangre, el Stalevo mantiene la levodopa en plasma disminuyendo su eliminación por el hígado o el riñon. Lo consigue añadiendo entacapone a la combinación levodopa + carbidopa.

El entacapone, que comenzó a usarse por separado (Comtan 200 mg) inhibe la catecol-amino-transferasa que favorece la metabolización (eliminación) de levodopa. Al eliminar al eliminador, la levodopa está más tiempo en sangre con lo que prolonga varias horas la mejoría motora. Su antecedente fue tolcapone (Tasmar) que se retiró por graves efectos secundarios. El entacapone da un color anaranjado a la orina que no tiene ningún efecto negativo.

El éxito comercial llegó al combinarlo en la misma pastilla: el Stalevo "100", por ejemplo, es la mezcla de un Sinemet Plus (100 mg de levodopa y 25 mg de carbidopa) con 200 mg de entacapone.

El Stalevo 50, 100, 125, 150, 200, 225, etc. nombran las diferentes dosis de levodopa, siempre con la proporción de carbidopa adecuada, pero, y esto es importante, en cada comprimido permanece los 200 mg de entacapone, sin variar según la levodopa.

Stalevo es en teoría el modo más eficaz de administrar levodopa. Se pensó en usarlo desde el inicio porque, al evitar altibajos en los niveles plasmáticos se creía disminuiría la aparición posterior de discinesias, algo que ponen en duda algunos estudios.

LEVODOPA PARA DEFENDERSE DE LOS VECINOS

La levodopa no es un producto abundante en la naturaleza. ¿Por qué algunas plantas fabrican levodopa? Para defenderse y para atacar a otros vegetales. La levodopa es precursor de muchos alcaloides, catecolaminas y melanina, y las plantas que la producen la usan para eliminar a otros vegetales que les disputan el terreno[5].

La levodopa de algunas leguminosas (como las habas) destruye las raíces y brotes de las plantas vecinas[6], para medrar sobre el terreno y también para repeler a los insectos[7]. Es un arma de defensa y ataque entre vegetales para marcar su territorio, un sistema para fijar lindes: alelopatía[8] [9].

OTRAS PLANTAS QUE CONTIENEN LEVODOPA

Las habas comunes tienen levodopa en cantidad suficiente para producir efectos clínicos significativos pero, como veremos, hay leguminosas como la *Mucuna pruriens* (y otras variedades) con mayor contenido en levodopa.

También encontramos levodopa en numerosas especies vegetales, aunque en proporción mucho menor: *Vigna aconitifolia, Vigna unguiculata, Vigna vexillata, Prosopis chilensis, Pileostigma malabarica, Phanera vahlis, Parkinsonia acculeata, Mucuna urens, Canvavalia glandiata, Cassia floribanda, Casia hirsute, Dalbergia retusa,* etc.[10]

Queda por estudiar su eficacia en modelos animales.

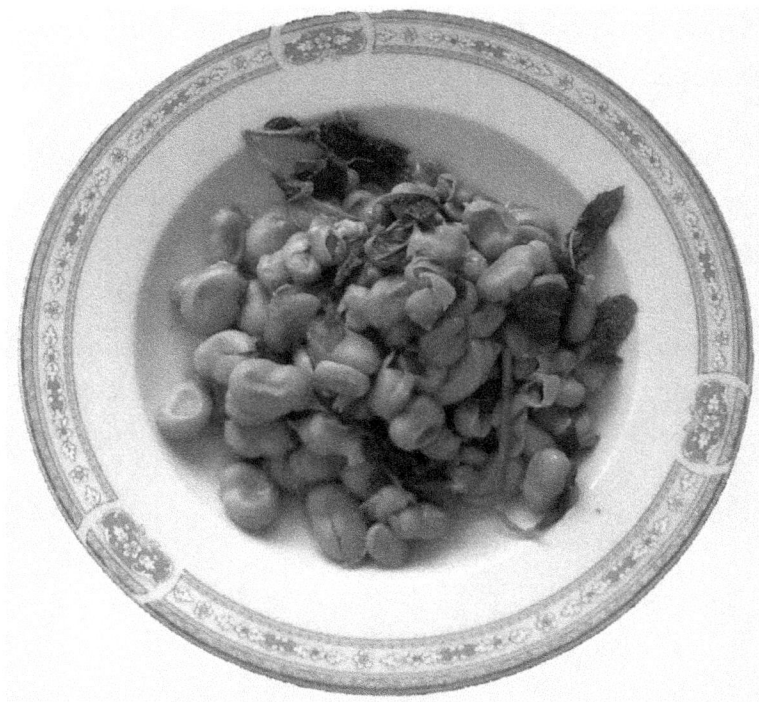

UN PLATO DE HABAS LLEVA MEDIO SINEMET

Las habas comunes contienen levodopa aunque en bajas concentraciones. Los brotes tiernos llevan más cantidad en las semillas y en sus vainas, a veces equivale a medio comprimido de Sinemet.

2. Las habas contienen levodopa

La levodopa de las habas que comió Gugenheim era natural. La industria farmacéutica fabricó luego levodopa sintética que es la que se comercializa como Sinemet, Madopar y Stalevo.

Las habas comunes (*Vicia faba*) son una fuente natural de levodopa, que se concentra más en las vainas que en las semillas pero que, en cualquier caso, aparece en bajas cantidades.

COMER HABAS MEJORA EL PARKINSON

Existían descripciones anecdóticas sobre enfermos de Parkinson que habían mejorado después de consumir un plato de habas[11].

Pero hasta 1992 no llegó el primer ensayo bien protocolizado demostrando su eficacia. Se hizo que varios parkinsonianos comiesen una ración de habas, luego se les medía la levodopa en sangre mientras se comprobaba que conforme subían los niveles de levodopa los síntomas mejoraban al mismo tiempo[12].

UN PLATO DE HABAS ES MEDIO SINEMET

Es la equivalencia en cuanto a mejoría de síntomas y en cuanto a la elevación de niveles de levodopa en sangre.

Estudiaron[12] a 6 parkinsonianos (con una media de 63,5 años, 13 años de duración de la enfermedad y estadio 3 de gravedad). Les dejaron 12 horas sin tratamiento y luego les dieron un plato de habas cocinadas (un cuarto de kilo).

En las cuatro horas siguientes su nivel de levodopa en sangre aumentó a la vez que tuvieron una mejoría clínica importante, similar a la que unos días después, en las mismas condiciones, les produjo media tableta (las de color azul verdoso) de Sinemet 25/250 mg: es decir, 125 mg de levodopa con 12.5 mg de carbidopa. Se piensa que en parkinsonianos en fase inicial, con pocos síntomas, las habas serían una opción de tratamiento[13]... si se encuentra un modo de administrar su contenido.

HABAS CON POCA LEVODOPA PERO FUNCIONAN

Las habas comunes tienen concentraciones bajas de levodopa por lo que ésta, en teoría, desaparecería rápidamente de la sangre porque nuestra enzima descarboxilasa enseguida la convertiría en dopamina.

Resulta pues extraño lo que hemos visto: que la pequeña cantidad de levodopa que se ingiere al comer habas sea suficiente para mejorar los síntomas de los parkinsonianos.

La explicación más fácil es que esos pacientes también toman Sinemet por lo que la carbidopa de ese medicamento haría más eficaz el suplemento de levodopa de un plato que contenga esa legumbre.

Pero ¿por qué también funciona en los que no toman Sinemet sino agonistas dopaminérgicos? Abajo lo explicamos.

LA CARBIDOPA HACE EFICAZ LA LEVODOPA

Además de levodopa, las habas tienen carbidopa[14] (que frena a la enzima descarboxilasa) por lo que la levodopa puede circular en sangre sin transformarse en dopamina.

Por eso funcionan en parkinsonianos, porque en las habas se combinan levodopa y carbidopa (más en los brotes tiernos). En cierto modo, imitan al Sinemet pero mejorándolo. La mejoría consiste en que en las habas la proporción carbidopa/levodopa es aproximadamente 1:1, mientras en el Sinemet era 1:10 y en el Sinemet Plus se pasó a 1:4. Atendiendo a estas proporciones, las habas equivaldrían a un Sinemet "Super-Plus".

Se recomendaba que la dosis diaria de carbidopa estuviese entre 75 y 200 mg por temor a que se redujesen sus efectos clínicos por inhibir demasiado la dopa-descarboxilasa. Pero estudios recientes demuestran que los síntomas parkinsonianos continúan mejorando aunque se suba la carbidopa diaria a 450 mg/día[15]. Sería una forma de disminuir los efectos periféricos indeseables de la levodopa y en algunos países se dispone de tabletas que sólo llevan carbidopa (Lodosyn).

También se ha comprobado que la absorción de carbidopa varía según las personas, que unos la asimilan de modo "rápido" y otros "lento" lo que puede explicar las variaciones de respuesta[16] según individuos o las oscilaciones diarias y podría intentar corregirse con dosis adicionales de carbidopa.

ENRIQUECER LAS HABAS CON CARBIDOPA

Es una buena idea. Hemos visto que las habas tienen una beneficiosa levodopa natural pero en escasa cantidad. Y si, con tan poco, mejoran los síntomas es porque es alta su proporción de carbidopa (el inhibidor de la decarboxilasa que la hace desaparecer de la sangre).

Se aconseja, siempre bajo control médico, combinar carbidopa con los brotes de habas para aumentar su eficacia: se necesita así menos cantidad de habas y mejoran más los síntomas parkinsonianos[14].

Pues bien, se ha hecho en Australia[17]. Han enriquecido las habas con carbidopa sintética y los resultados son mucho más evidentes: a 6 parkinsonianos se les dio un plato de habas mezclado con carbidopa y, en 5 de ellos se obtuvo a los 40 minutos una mejoría motora que se prolongó casi dos horas equivalente a la que les produjo una tableta de Sinemet.

Además, los niveles plasmáticos de levodopa subieron en paralelo con las habas + carbidopa y con la pastilla[17].

EL POLVO DE HABAS SECAS TIENE POCA LEVODOPA

Para tratar el Párkinson con levodopa de habas comunes tenemos dos problemas. El primero es de sentido común: si un cuarto de kilo de habas equivale a medio Sinemet azul 25/250, un paciente medio tendría que tomar entre uno y dos kilos de habas diarias.

La otra opción, secar esas legumbres para reducirlas a polvo tampoco sirve porque las habas secas tienen todavía menos levodopa y no podemos usar cápsulas. Habría que tomarla en saquitos, muchos saquitos, y tampoco es práctico.

SEMILLERO PARA COMER BROTES DE HABAS

Las habas tiernas contienen más levodopa que las maduras pero hay todavía más en las plántulas que comienzan a brotar.

Si se ponen a germinar las semillas de habas y se recogen sus brotes, el extracto es mucho más rico en levodopa[18], casi 20 veces más. Se comprueba que suben más los niveles plasmáticos y mejoran claramente los síntomas. El máximo contenido de levodopa se obtiene al sexto día de haber puesto en agua las semillas de haba[19].

Tienen otra gran ventaja: los brotes se digieren mucho mejor que las semillas y se evita la incómoda flatulencia.

Algunos parkinsonianos cultivan habas en su pequeño huerto aunque podría bastar con un semillero grande. Germinan rápida y fácilmente, y cada mañana recogen su cosecha de una docena de incipientes brotes: un pequeño tesoro diario que toman como complemento dietético.

También se ensayan variedades de habas comunes[20] para aumentar su contenido en levodopa. Es una opción económica que ya se ha planteado[101] para países en vías de desarrollo en que el Sinemet, Madopar o Stalevo siguen resultando muy caros.

LA DOSIS HAY QUE ADAPTARLA A CADA CASO

Muchos parkinsonianos pueden beneficiarse del consumo de habas, siempre bajo supervisión médica, teniendo en cuenta las contraindicaciones (favismo o enfermedades previas, toma de medicamentos incompatibles, etc.). Además, hay que comprender que la dosis es muy variable porque va a depender de muchos factores.

La cantidad de levodopa puede variar mucho, según su especie, la zona de cultivo, las condiciones del suelo, las precipitaciones y otros factores. Se sabe que la vaina y las habas jóvenes contienen más L-dopa que el grano maduro. Aproximadamente 100 g de habas frescas o verdes, podrían contener unos 50 a 100 mg de Levodopa[18].

HABAS HACEN MÁS EFECTO EN PARKINSONIANOS

Si las habas son maduras, o tiernas tienen más levodopa, y una persona sana apenas lo aprecia. Pero su efecto es mucho mayor en los parkinsonianos medicados con Sinemet, Madopar o Stalevo (la carbidopa que llevan estas tabletas aumenta como vimos la eficacia de la levodopa de las habas).

Se han descrito algunos casos en que un paciente con levodopa y agonistas, tras consumir las habas tiernas que él mismo recolectó, fue hospitalizado por un cuadro de intensas discinesias[21].

Las habas cambian el estado de los parkinsonianos, a veces demasiado. Pero si se toman con un buen control pueden mejorar las fluctuaciones motoras diarias.

SÍNDROME NEUROLÉPTICO AL DEJAR LAS HABAS

Consumir habas influye en los parkinsonianos como hemos visto en el caso anterior por sobredosificación. Pero también lo prueba el caso contrario: un parkinsoniano que venía tomando habas como terapia complementaria, interrumpió de repente su consumo. Eso le provocó un síndrome neuroléptico maligno (fiebre, rigidez, obnubilación, etc.)[22] el mismo cuadro clínico que se ve cuando dejan de tomar bruscamente la medicación.

HABAS MEJORAN OSCILACIONES "ON-OFF"

Acabamos de ver que en algunos pacientes que mezclan fármacos con levodopa, agonistas dopaminérgicos y otros, comer habas tiernas sin control puede producir discinesias, por las interacciones que se producen.

Como publica la famosa revista *Movement Disorders*, se ha demostrado que, con supervisión, el consumo moderado de habas disminuye las oscilaciones clínicas de los parkinsonianos prolongando el tiempo "on", es decir, los momentos del día en que mejor se encuentran[23].

Lo habitual es que 100 gramos de habas frescas al día sean suficientes[24], pero si decide consumirlas para mejorar su Parkinson, sobre todo si usa extractos, hágalo poco a poco y siempre con supervisión médica pues podría ser necesario ajustar los medicamentos previos. Tomar habas sin consejo médico conlleva riesgos[25], entre ellos el de sobredosificación, alergias y otros.

BUSCAR OTRAS PLANTAS CON MÁS LEVODOPA

Lo idóneo sería encontrar habas (u otras plantas, legumbres o no) con mayor contenido de levodopa.

Esa solución existe pero no en países europeos: en la India, en el Caribe y zonas tropicales de África crece espontáneamente una leguminosa, una "haba peluda" que tiene diez veces más levodopa que la nuestra: la mucuna *pruriens*. La vemos en el siguiente capítulo.

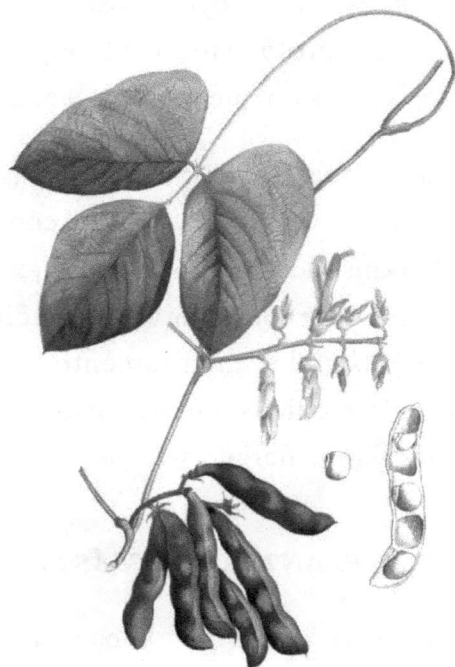

LA MUCUNA ES UNA HABA DE LOS TRÓPICOS

Es una leguminosa "peluda", con vello en las vainas que irrita por contacto (por eso se llama "pruriens").

Tiene mucha levodopa natural y cada vez es más importante para tratar la enfermedad de Parkinson.

3. La mucuna es una "haba" tropical

La levodopa, precursor directo de la dopamina, es el medicamento principal de la enfermedad de Parkinson. A los pacientes se les trata con levodopa sintética que toman, en distintas dosis o combinaciones, en los comprimidos de Sinemet, Madopar o Stalevo.

La mayor fuente natural de levodopa es la Mucuna, una planta leguminosa (como las habas comunes, los guisantes, judías, lentejas o cacahuetes).

Los extractos de la variedad Mucuna pruriens, en especial sus semillas, tienen un perfil bioquímico muy interesante. Se usan desde hace cuatro mil años en más de 200 recetas de la medicina hindú.

El extracto de las semillas de mucuna pulverizadas contiene grandes cantidades de levodopa y un poco de serotonina y nicotina junto a otros ingredientes que sólo se conocen en parte.

En el tratamiento de la enfermedad de Parkinson resultan más eficaces y menos tóxicos que los preparados sintéticos[26].

HABA PELUDA QUE CRECE EN LOS TRÓPICOS

La *Mucuna pruriens* es una especie de haba "peluda" nativa del sureste asiático, especialmente en las llanuras de la India, pero también ampliamente distribuida por regiones tropicales de África y América (especialmente en el Caribe).

Tan amplia difusión explica la variedad de nombres, dependiendo del lugar: grano de terciopelo, pica, picapica, frijol terciopelo, chiporazo, chiporro, ojo de buey, ojo de venado, fogaraté, kapikachu, nescafe, grano del mar, yerepe, atmagupta.

ARBUSTO TREPADOR, COMO UNA PARRA

Es una planta anual que crece como arbusto trepador de largos zarcillos que le permiten alcanzar más de quince metros de altura.

Cuando la planta es joven está casi completamente cubierta por un vello anaranjado o "pelos" que desaparecen cuando se hace más vieja.

Crece espontáneamente o se cultiva como forraje, para enriquecer el suelo (aporta mucho nitrógeno) o por sus cualidades medicinales.

Desde que se descubrió[27], en 1937, su alto contenido en levodopa ha aumentado el interés y ahora se produce en mucha mayor cantidad.

SUS FLORES LAS POLINIZAN LOS MURCIÉLAGOS

Las hojas son trifoliadas, con hojuelas de 5 a 12 cm de ancho y 7 a 15 cm de largo.

Las flores blancas o púrpuras se encuentran en racimos axilares de hasta 32 cm de largo. Son autofecundables aunque en algunos lugares la polinización la realizan los murciélagos que, al intentar comer partes de la planta, ricas en néctar, trasportan el polen en sus orejas[28].

VAINAS Y SEMILLAS

Las vainas se producen en grupos de 10 a 14, miden de 1 a 2 cm de ancho y de 4 a 13 cm de largo, y están cubiertas con finos pelos de color blanco o marrón claro.

Cada vaina contiene de 3 a 7 semillas, que son de 8 a 13 milímetros de ancho y de 1 a 1.9 centímetros de largo[29].

Las semillas pueden ser negras, blancas, rojizas, marrones o moteadas

LE LLAMARON "PRURIENS" PORQUE PICA

Se le llama "pruriens" por el intenso picor que provoca su contacto. Los "pelos" anaranjados de las flores y vainas de la *mucuna pruriens* tienen sustancias (serotonina entre ellas) que, si rozan la piel, provocan un intenso picor o prurito, y en ocasiones lesiones muy molestas con alergias e intensa hinchazón.

ESTIÉRCOL VERDE, FORRAJE O ALIMENTO

La mucuna o frijol terciopelo se usa principalmente como un cultivo de cobertura o estiércol verde, los cuales aportan materia orgánica y nitrógeno al suelo. Sus rendimientos de biomasa fresca son ele vados.

La *M. pruriens* produce compuestos nematicidas y puede reducir las poblaciones de nematodos en rotaciones con otros cultivos. También tiene efectos alelopáticos que suprime el crecimiento de malezas.

Otro uso para la mucuna es como un forraje de alta calidad. Se puede pastorear el ganado, las ovejas y cabras en campos cuando las vainas estén maduras. El follaje, las vainas y las semillas, las vainas tienen alto contenido proteico, mucho más que cualquiera de las gramíneas. Curiosamente, si la proporción de mucuna es elevada los animales alcanzan un peso algo menor[30] [31] lo que sugiere algún elemento hiponutritivo o tóxico.

Las semillas tostadas se usan como un sustituto para el café en zonas de Centroamérica. Los brotes y las vainas tiernas se usan como alimento después de cocerlas varias veces.

Las semillas secas se pueden comer después de remojarlas en agua por 24 a 48 horas y después cocinarlas[29], cambiando el agua varias veces para reducir el contenido de compuestos tóxicos y antinutricionales.

UNA MEDICINA ANCESTRAL

En la India la mucuna es la principal hierba curativa desde hace tres mil años. Todas las partes de la planta tienen uso en más de 200 preparaciones medicinales indígenas. Las semillas contienen hasta un 7% de L-Dopa, que se usa en el tratamiento del mal de Parkinson.

En la medicina ayurvédica, se recomienda el frijol terciopelo como un afrodisíaco, y estudios han demostrado que este uso resulta en un aumento en los niveles de testosterona, mayor masa y fuerza muscular, y mejora la lucidez mental y la coordinación.

INTOXICACIONES POR MUCUNA Y OTRAS FABÁCEAS

La diferencia entre un medicamento y un tóxico o veneno es cuestión de dosis. Si la levodopa en dosis adecuadas mejora el párkinson y otras enfermedades, su ingestión excesiva puede producir problemas.

La ingestión de cantidades grandes legumbres de la familia de las habas (*Fabaceae*) puede dar, en cualquier persona, una intoxicación por exceso de levodopa que, al transformarse en dopamina, produce trastornos abdominales (dolor, vómitos) y cardiovasculares (taquicardia, rubefacción, etc.). Se han descrito con las habas comunes y también en variedades de Mucuna: por ejemplo, en *Mucuna gigantea* (32), originaria de Hawai.

LEVODOPA Y ALGO MÁS

El interés por la mucuna aumentó desde 1937 cuando se descubrió[27] que contenía grandes cantidades del levodopa. Pero, con ser importante, este aminoácido no justifica las numerosas aplicaciones médicas de esta interesante planta. Sus extractos de semillas o de otras partes tienen tan diversas y numerosas propiedades curativas que no se explican sólo por la levodopa. En el tratamiento de la enfermedad de Parkinson los resultados en pacientes y animales de laboratorio demuestran que, aparte de la levodopa natural, la mucuna pruriens tiene otros ingredientes que le dan unas peculiaridades excepcionales. Debe contener otras sustancias que mejoran la absorción de la levodopa y su eficacia metabólica, como veremos más adelante.

50 INGREDIENTES CONOCIDOS Y OTROS OCULTOS

La mucuna pruriens es una planta sorprendente que, además de levodopa natural, contiene otros ingredientes que influyen en sus peculiares propiedades aunque algunos en cantidades mínimas.

Deben existir otros componentes todavía desconocidos en la mucuna pero hasta la fecha se han identificado en el polvo de sus semillas aproximadamente 50 sustancias[33] [34] [35] [36].

Son fracciones o mezclas de alcaloides, proteínas, péptidos, polisacáridos, glicósidos, glicoproteínas y varios fitoquímicos: incluyen[37] isoquinolona, triptamina, alanina, arginina, glutatión, mucunina, nicotina, prurienina, serotonina, triptamina, tirosina, etc.

Estas sustancias, identificadas o no, confieren poderes especiales a la mucuna, potenciando la levodopa o bien como agonistas e incluso con acciones adicionales. Hay que continuar investigándolos.

OTRAS PLANTAS CON LEVODOPA

Se pensaba que la levodopa sólo estaba en las especies *Mucuna* y *Vicia*, pero también puede encontrarse, aunque menos concentrada, en plantas como la *Phanera, Cassia, Pileostigma, Canavalia, Dalbergia*, etc. [38] Esto amplía el horizonte para nuevas terapias.

Aunque las diferencias son notables. Hace ya mucho que sabemos que las habas contienen una levodopa natural, aunque en pequeña cantidad y pueden mejorar un poco los síntomas parkinsonianos.

Nuestras habas "normales" cuando están verdes, incluyendo la vaina, contienen 0.6 % de levodopa. El fruto entero, con vaina, de la *mucuna pruriens*, contiene 4.02 %, y si seleccionamos la semilla blanca de una de sus variante, contiene 6.08 % de levodopa natural (diez veces más que las habas que comemos habitualmente)[38].

CULTIVAR MUCUNA CON MÁS LEVODOPA

Se hacen ensayos haciendo germinar las semillas de mucuna en la oscuridad, o en diferentes condiciones de luz y con aportes de varios nutrientes (proteínas de pescado, orégano, etc.) lo que se consigue en gran medida. Así, tras añadir extracto de orégano a semillas hechas germinar en la oscuridad los brotes de mucuna aumentan un 33 % su contenido en levodopa[39].

En el intento de aumentar la proporción de levodopa en la mucuna se han recogido células seleccionadas de la planta, y luego se les ha cultivado en un medio al que se aportan nutrientes. Así han conseguido que aumente la concentración[40] [41] [42].

OTRAS MUCUNAS PODRÍAN APORTAR VENTAJAS

Es una reflexión de sentido común. Si la *mucuna pruriens*, aparte de levodopa natural, contiene ciertas sustancias que la hacen más eficaz, lo mismo puede ocurrir con otras variedades de mucuna (hay muchas) o con otras legumbres en las que se ha conseguido modificar las proporciones de levodopa, antioxidantes y otros ingredientes[43][44].

Esto abre un horizonte de nuevas posibilidades terapéuticas.

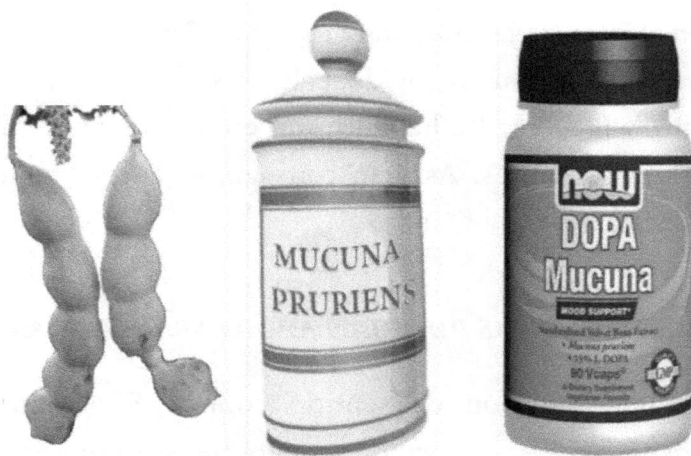

DEL HERBOLARIO A LA FARMACIA

La mucuna ya no puede considerarse una planta más del herbolario sino un buen medicamento de farmacia.

Contiene levodopa natural con muchas ventajas sobre la sintética.

4. Del herbolario a la farmacia

Este libro no tiene nada de ayurvédico así es que, con un enfoque descaradamente práctico, voy a desnudar a la Mucuna, esa hierba asombrosa, de todo lo que recuerda al Ayurveda.

Respeto ese ancestral sistema de salud pero en este libro aprovecharé sólo la experiencia acumulada en los extractos de mucuna: encierran sustancias útiles para la medicina occidental y, en concreto, para la enfermedad de Parkinson.

Ayus (r) significa vida y *veda* equivale a conocimiento. Ayurveda es "conocimiento de la vida". Es un sistema holístico del hombre, salud y longevidad que se desarrolló en la India hace tres o cuatro mil años.

Contempla el organismo como un todo en el que la enfermedad se produce por trastornos intrínsecos o externos.

Para tratarla usa dietas y algunas prácticas especiales y, especialmente, hierbas con drogas muy interesantes.

HIERBAS QUE SANAN

A los hindúes viejos o nerviosos les daban un extracto de raíces de *Rauwolfia serpentina,* que bajaba la tensión y les tranquilizaba. Sin discutir sobre las teorías ayurvédicas los laboratorios CIBA de Basilea analizaron la planta y obtuvieron la reserpina, un fármaco que fue un hito y revolucionó el tratamiento de la hipertensión arterial[45] [46].

Eso pretendemos con la Mucuna, una liana de esas selvas que en realidad es una leguminosa, que contiene, en forma natural, levodopa, el principal tratamiento de la enfermedad de Parkinson. Nos limitamos a la experiencia práctica que hay sobre ella y a ver cómo podríamos aprovecharla en los parkinsonianos.

Miles o cientos de miles de pacientes tratados con mucuna durante siglos son una prueba de que los efectos secundarios de estas semillas no son graves ni frecuentes.

MUCUNA COMO PANACEA

Panacea, hija del dios-médico Esculapio, le acompañaba con una especie de botiquín donde tenía remedios para todas las enfermedades. Casi como la Mucuna, que el Ayurveda recomienda en más de 200 patologías: como tónico vital, afrodisiaco, para la tensión, diurético... y también se usa contra los parásitos, controla la diabetes, baja el colesterol. Y, por supuesto, contra el párkinson.

La ciencia occidental parece corroborarles. La mucuna mejora la libido, la calidad del semen... hasta sirve para las picaduras de serpientes.

RECONSTITUYENTE Y HORMONA DE CRECIMIENTO

Aumenta la adaptación y regeneración de los tejidos en general, y se ha demostrado que aumenta la hormona de crecimiento[47].

Es anabólico y aumenta la masa muscular. Además es antioxidantes y protectora del hígado[48].

BAJA COLESTEROL Y GLUCOSA Y PROTEGE ESTÓMAGO

Las personas diabéticas o con colesterol pueden beneficiarse de la mucuna[49].

En ratas se ha demostrado que disminuye un 61 % el colesterol y bajó el 39 % la glucemia[50] [51]. En animales mejora la neuropatía diabética[52] inducida y en humanos retrasa la aparición de nefropatía diabética.

La mucuna también protege el estómago: alivia las lesiones de la mucosa gástrica inducidas en ratas[53].

ES AFRODISIACA Y MEJORA EL SEMEN

La mucuna aumenta la libido, el deseo sexual, tanto en hombres como en mujeres, debido a sus propiedades inductoras de dopamina, esa sustancia del deseo que influye profundamente en todos los apetitos.

En animales machos la mucuna aumenta la testosterona y la actividad sexual[54] [55] [56]. En hombres con problemas de fertilidad la mucuna mejora claramente el impulso y potencia sexual además de incrementar el número y la movilidad de los espermatozoides[57] [58]. Se supone que actúa sobre el eje hipotálamo-hipófisis-gónadas.

ANTIEPILÉPTICO Y CONTRA LA CATALEPSIA

La mucuna ha demostrado mejorar a los animales a los que se ha inducido un *status* epiléptico o catalepsia (mediante electroshock, pilocarpina o Haloperidol)[59].

ANTÍDOTO DEL VENENO DE SERPIENTES

No es una exageración. La mucuna es un buen antídoto contra las picaduras de serpientes, posiblemente por un efecto directo sobre el veneno (atribuido a que lleva una glicoproteína antitripsina)[60], por ser procoagulante y porque evita la depresión cardio-respiratoria que induce el veneno.

En concreto disminuye la mortalidad de la picadura de la víbora gariba (*Echis carinatus*)[61], víbora de Malaya[62] y la cobra escupidora (*Naja sputatrix*)[62] [63] [64].

EL INTESTINO SE MUEVE MÁS

La mucuna contiene prurienina que aumenta el peristaltismo intestinal y es un buen remedio contra el estreñimiento, tan frecuente en los parkinsonianos y, en general mejora la motilidad y vaciado gástricos aunque algunos pacientes han descrito lo contrario.

ANTES DE PARKINSON LE DECÍAN KAMPAVATA

En la India había parkinsonianos tres mil años antes de que naciera James Parkinson. Se les diagnosticaba de *Kampavata*, una enfermedad caracterizada por temblor (*Kampa* en sánscrito) que el Ayurveda clasifica entre los trastornos neurológicos (*Vata Rogas*)[65] [66].

No había Sinemet ni Madopar pero se les trataba con levodopa natural: la que obtenían machacando las semillas de la mucuna y administrándolas como brebaje[65] [67]. Durante miles de años el tratamiento ha funcionado, mejorando esos pacientes y, sobre todo, teniendo menos efectos secundarios que con los fármacos sintéticos.

LLAMABAN ATMAGUPTA A LA MUCUNA

Se ha popularizado la denominación "mucuna" que es de origen guaraní (así llaman a una liana de la selva amazónica) pero el nombre original de esa planta en la India es *Atmagupta* o *Kapicachhu*: con este nombre sigue vendiéndose en algunos lugares de Internet.

Los extractos de sus semillas se usaban contra el temblor o rigidez, pero también como afrodisiaco y antídoto (parcial) del veneno de cobra u otras serpientes.

Hay otras hierbas que los hindúes usan para tratar diferentes síntomas de la enfermedad de Parkinson como estreñimiento, insomnio, ansiedad y otros: *Plantago psyllium, Ulmus fulva, Glycyrrhiza glabra, Withania somnifera,* etc.

AYURVEDA EN EL PARKINSON

Como dijimos, no ahondaremos en la medicina hindú, pero algunos aspectos generales del Ayurveda pueden ser útiles en los parkinsonianos.

Para esta enfermedad, junto a los remedios con hierbas, el tratamiento completo requiere un cambio de estilo de vida y regímenes diarios para que se encuentre en armonía con su constitución. En realidad se intenta equilibrar física y mentalmente al paciente, lo que de algún modo le mejora.

SEMILLAS COCIDAS EN LECHE DE VACA

En un interesante ensayo clínico se trató a 18 pacientes con enfermedad de Parkinson según la pauta del Ayurveda.

Se les dio un brebaje de polvo de semillas de Mucuna pruriens cocidas en leche de vaca junto con otras plantas tradicionales (*Hyoscyamus reticulatus, Withania somnífera, Sida cordifolia*)[68].

El resultado fue que mejoraron la rigidez y la bradicinesia, disminuyó el temblor y remitieron los calambres, aunque empeoró la sialorrea (babeo o saliva en exceso).

Luego, se analizó el polvo de plantas que se había añadido a la leche y se comprobó que cada dosis empleada contenía 200 mg de levodopa[68].

INGREDIENTES OCULTOS DE LA MUCUNA

El extracto hindú de mucuna lleva poca cantidad de levodopa en comparación con la mejoría clínica que produce a los parkinsonianos.

Esto sugiere que en la mucuna hay otras sustancias que mejoran la función de levodopa (como la carbidopa, tolcapone o entacapone) o bien que contiene otros principios activos con efecto antiparkinsoniano[67] [69] [70].

Es lo mismo que comentamos sobre las habas comunes. En ellas la cantidad de levodopa es muy baja pero resulta efectiva porque la legumbre lleva otras sustancias que la potencian, que frenan a las enzimas que la metabolizan por lo que se aprovecha mejor.

Pues lo mismo, y posiblemente aún más, ocurre con la Mucuna pruriens: además de levodopa natural contiene otras sustancias que, de una u otra forma, mejoran los síntomas parkinsonianos y reducen efectos secundarios[69].

En otro capítulo vemos algunas de las sustancias que acompañan a la levodopa en la Mucuna pero hay otras que desconocemos.

Lo que sí que nos garantiza el Ayurveda es que, después de miles de años de usar extractos de esta planta, miles o millones de parkinsonianos han continuado mejorando sus síntomas y sin efectos adversos significativos.

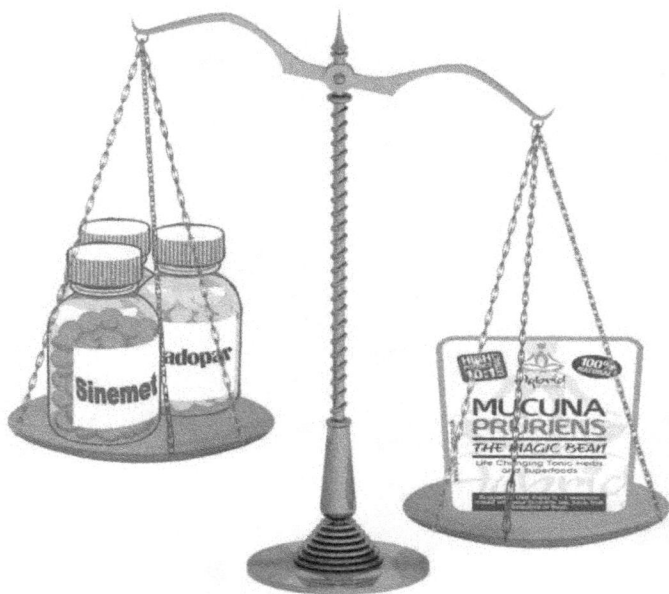

LA MUCUNA VA MEJOR QUE SINEMET O MADOPAR

En ratas ya se ha demostrado. En personas hay muchos datos que lo sugieren, y algunos son ensayos muy bien diseñados y fundamentados científicamente.

5. La Mucuna va mejor que Sinemet

Se acumulan estudios que avalan los extractos de mucuna como medicina natural que resulta muy útil en el tratamiento de la enfermedad de Parkinson.

PRIMERAS DESCRIPCIONES DE MEJORÍA

En 1978 Vaidya describió en una revista de la India que la enfermedad de Parkinson podía tratarse con extractos de una planta, la mucuna pruriens, que contiene levodopa natural y que se toleraba mejor que la sintética (71).

En Occidente las primeras revistas científicas que describen mejoría de síntomas parkinsonianos tras comer habas comunes o mucuna son de 1990 a 1994 y se deben a Manyam, Rabey y Kempster [13] [17] [65].

En la primera edición (enero 1997) del primero de mis libros de divulgación (El extraño caso del Dr. Parkinson) [72] ya me hice eco de esos hallazgos ajenos. Bajo el sugerente título de *"Habas en lugar de pastillas"*, resaltaba yo que las legumbres podrían sustituir una parte de la medicación. Incluí algunas recetas de "cocina parkinsoniana" a base de habas. En otros libros he aludido a publicaciones sobre ese tema[69].

SEMILLAS DE MUCUNA EN POLVO

Las revistas científicas comenzaron a publicar casos de mejoría de parkinsonianos que tomaban habas o mucuna. Y el Grupo de Estudio de Enfermedad de Parkinson emprendió un estudio clínico multicéntrico (colaboraban varios hospitales) en 60 pacientes de los cuales 26 venían tomando Sinemet antes del ensayo y los otros 34 eran "farmacológicamente vírgenes" (nunca habían tomado levodopa).

A todos se les trató durante 12 semanas con polvo de semillas de mucuna: un promedio de 6 saquitos, conteniendo cada uno 7.5 gramos, equivalente a 250 mg de levodopa. Es decir, cada saquito lleva la misma levodopa que un Sinemet "azul" (25/250) pero sin la carbidopa.

Neurólogos de cuatro centros exploraron a los pacientes con las escalas adecuadas (UPDRS) y objetivaron una gran mejoría, refrendada estadísticamente[73]. Las recetas del Ayurveda habían demostrado sobradamente su eficacia clínica.

ZANDOPA: EL PRIMER FÁRMACO CON MUCUNA

Esta planta funcionaba. Las investigaciones lo demostraron y el polvo de semillas de mucuna (HP-200) se comercializó como un medicamento más, bajo la marca Zandopa[34]. Se distribuyó primero en la India y, desde 2008, en el Reino Unido. Ahora se puede comprar libremente por Internet, sin receta. Pero con cuidado porque la dosis de levodopa es relativamente alta (250 mg netos por saquito) si se combina con carbidopa u otros antiparkinsonianos (véase más adelante la descripción del preparado Zandopa).

LOS RATONES MEJORAN EL DOBLE O EL TRIPLE

En roedores (previamente "parkinsonizados" con tóxicos) la levodopa de mucuna no tiene efectos adversos y produce el doble o triple de beneficio que la sintética[74]. Esto también sugiere que la mucuna puede contener componentes que mejoran la acción de la L-DOPA, como la carbidopa, tolcapone o entacapone. Hay otra posibilidad. que sea la propia mucuna la que, de modo independiente, alivia los síntomas parkinsonianos.

Se mantuvo a los animales durante un año con extracto de mucuna y, tras sacrificarlos, se midieron neuro-transmisores en diversas zonas del cerebro. Curiosamente los cambios no se apreciaron en la vía nigroestriada sino en la corteza cerebral donde la dopamina subió significativamente[34]. Esto tiene dos explicaciones: o que esta levodopa natural es más potente o bien que la mucuna contiene otras sustancias beneficiosas.

AVAL DE ACADEMIA AMERICANA DE NEUROLOGÍA

Este estudio clínico[26] cumple los exigentes requisitos establecidos por la metodología científica más rigurosa que establece el Comité de Calidad de la Academia Americana de Neurología[75].

Consistió en un ensayo clínico aleatorio, doble ciego y cruzado, con protocolos objetivos y claramente delimitados, llevado a cabo por varios observadores independientes.

Se estudió a 8 parkinsonianos con una media de 62 años, 12 años de diagnóstico, grado 3.5 de Hoehn&Yahr. Tomaban antes 572 mg de levodopa (de media) y asociaban amantadine, pergolida, ropirinol, cabergolina o pramipexol. Todos tenían corto periodo de respuesta a levodopa (1.5 a 4 horas) y fluctuaciones motoras incapacitantes matutinas.

A cada uno se le ingresó tres veces (con una semana de intervalo) y de modo aleatorio, se les dio, tras abstinencia desde la noche anterior, y a la misma hora de la mañana: un comprimido de 200 mg de levodopa con 50 mg de carbidopa (dos Sinemet Plus), o bien dos o cuatro saquitos de mucuna (15 ó 30 gramos) que equivalen a 500 o 1000 mg de levodopa natural (100 ó 200 según los factores de conversión).

Los resultados, fueron ostensiblemente mejores en los que tomaron los dos saquitos de extracto de mucuna: les hizo efecto antes, los niveles de levodopa en plasma subieron más, y la eficacia fue más duradera. Y además no empeoraron las discinesias. Lo detallo a continuación.

"CITIUS, ALTIUS, FORTIUS ET DURABILIUS"

El lema olímpico (más rápido, más alto y más fuerte) se aplica a la mucuna que (respecto al Sinemet) actúa más rápidamente (a los 34 minutos en lugar de 68), con mayor elevación de nivel plasmático de levodopa (110 % más alto) y más potente (la levodopa natural es el doble o triple de eficaz en otros estudios).

Añade la mucuna que la mejoría que produce es más duradera (la fase "on" se mantiene 37 minutos más que con Sinemet): *Citius, altius, fortius... durabilius.*

LEVODOPA DE MUCUNA EFICACIA DOBLE

Cuantificando la levodopa natural que contiene el extracto de semillas de mucuna se comprueba que como tratamiento de los síntomas parkinsonianos es más eficaz que la levodopa sintética (la del Sinemet o Madopar), aproximadamente el doble de potente[10].

En un estudio con ratas parkinsonizadas comparando levodopa sintética (sin carbidopa) con levodopa natural (de mucuna) ésta fue el doble de eficaz[76]. Se mantuvo la dosis de levodopa pues se compararon 125 y 250 mg de levodopa sintética con la equivalente dosis de levodopa natural (2.5 y 5 gramos respectivamente de polvo de mucuna al 5 %).

Eso significa que, además de levodopa natural, la mucuna aporta otras sustancias (de efecto similar a la carbidopa u otros) que la hacen más eficaz.

Luego se repitieron las pruebas, añadiendo 50 mg de carbidopa a los dos tipos de levodopa, y volvió a ser superior la de mucuna.

EL VOLUMEN SÍ IMPORTA

La mucuna es más eficaz, más rápida y duradera pero… para alcanzar la dosis que mejora igual que un Sinemet o

Madopar hay que dar mucho polvo de semillas disuelto en líquido[71] [77]. Al tener que tomarlo varias veces al día resulta molesto ingerir demasiado polvo de semillas y algunos terminan por dejar un tratamiento tan engorroso.

El problema se ha solucionado con los extractos concentrados del polvo de semillas que permiten presentación en cápsulas con concentraciones diferentes y permiten dosis bajas, media o altas. Y también, como veremos a continuación, con una opción simple pero que requiere cooperación del neurólogo: al combinar mucuna con carbidopa o benserazida se consigue mayor eficacia con menos polvo de semillas.

MUCUNA CON CARBIDOPA

Los primeros ensayos que comparaban los efectos del Sinemet con mucuna requerían hasta seis o siete saquitos diarios de polvo de semillas. Esto se soporta unos días pero a la larga resulta engorroso. En realidad se estaba comparando la combinación levodopa + carbidopa contra sólo la levodopa natural.

La solución es simple: añadir carbidopa a la levodopa natural con lo que aumentará su eficacia sin tener que tomar grandes cantidades de polvo. A tener en cuenta que si se usan los extractos concentrados en cápsulas puede ser excesiva la dosis porque con la misma mucuna el efecto es el doble o el triple[26].

Varios ensayos han usado carbidopa mezclada con mucuna, en algunos en ratas parkinsonizadas (inyección 6-OHDA con anfetamina) con la proporción equivalente al contenido de levodopa previsto (50 mg de carbidopa para 125 y 250 mg de levodopa sintética equivalente a 2,5 gramos y 5 gramos de polvo de semillas) con lo que la mucuna ha sido el doble de eficaz como antiparkinsoniana[76], valorándose la rotación contralateral (al lado lesionado).

La carbidopa mejora la levodopa sintética en el Sinemet evitando efectos secundarios periféricos (náuseas, taquicardia) y mejorando su eficacia. Pues bien, la carbidopa mejora todavía más a la mucuna: aminora los ya leves efectos secundarios y la hace el doble o triple de potente[26].

MUCUNA NO PROVOCA DISCINESIAS EN MONOS

Este experimento, esta vez en monos (hemiparkinsonizados con MPTP), es doblemente importante.

A un grupo se les trató con Sinemet (levodopa y carbidopa), a otros con mucuna más carbidopa, y al tercero sólo con mucuna. Todos mejoraron sus síntomas.

Luego se valoraron las discinesias estudiando la actividad espontánea de la *sustantia nigra*. Las mayores discinesias aparecieron en el grupo Sinemet. Los tratados con la combinación mucuna y carbidopa tenían discinesias más moderadas. Mientras que en los que sólo tomaron mucuna no hubo ninguna[33].

MUCUNA CRÓNICA SIN DISCINESIAS EN RATAS

Un experimento similar sólo que usando roedores y en tratamiento más prolongado (un año). Se comparó esta vez Madopar con mucuna.

A un grupo se les trató con Madopar (levodopa y benserazida), a otros con mucuna más benserazida, y al tercero sólo con mucuna, y se le siguió durante un año. Todos mejoraron sus síntomas pero de modo más evidente los que usaron mucuna con benserazida.

Lo más destacado fueron los resultados a largo plazo: Al año, los del grupo Madopar tenían grandes discinesias. Los tratados con mucuna y benserazida, algunas discinesias pero mucho menores. Y los que sólo tomaron mucuna... ninguna[78]. Esto sugiere que la mucuna contiene ingredientes desconocidos que o bien tienen acciones similares a la benserazida y carbidopa (inhibidores de la descarboxilasa) o bien no necesitan tanto este complemento para mejorar los síntomas parkinsonianos.

MUCUNA MEJORA DISCINESIAS POR HALOPERIDOL

Los extractos de mucuna no sólo no produjeron discinesias tras tratamientos prolongados sino que, en otro experimento, con discinesias diferentes (las producidas por neurolépticos como el haloperidol) la administración de mucuna alivió los movimientos repetitivos[79].

LA MUCUNA ES NEUROPROTECTORA

La mayoría de los médicos cree que la levodopa (sintética es la utilizada hasta ahora) es dañina, entre otras cosas porque contribuye a formar radicales libres. Algunas autorizadas opiniones no están de acuerdo y rebajan ese mito de "levodopa tóxica" cuando se usan dosis bajas.

Pues bien, parece que la levodopa natural de la mucuna (o el conjunto de sus componentes) no sólo no resulta tóxica sino que es neuroprotectora[80]. Así se ha comprobado en ratones (previamente parkinsonizados con 6-hidroxidopamina) a los que se les administró levodopa sintética o mucuna.

Los tratados con mucuna mejorar más en los síntomas y además, cuando fueron sacrificados un año después, se comprobó que se había restablecido de modo significativo el contenido de levodopa endógena, dopamina, noradrenalina y serotonina en su *sustantia nigra*[35].

Se atribuye a que la mucuna también contiene NADH (nicotin-adenin-dinucleótido) y coenzima Q-10 que se saben protegen del párkinson.

MUCUNA ES QUELANTE Y ANTIOXIDANTE

Otros estudios con roedores coinciden en que el extracto de mucuna es claramente neuroprotector en comparación con la levodopa sintética[81], o con estrógenos[82].

Se cree debido a su actividad anti-oxidante y quelante (del hierro), evitando además los efectos mutagénicos en el DNA[83] [84].

MUCUNA MEJORA CONDUCTA DE RATAS

El poder antioxidante y neuroprotector de los extractos de mucuna también se ha demostrado en modelos de roedores a los que se han administrado tóxicos nerviosos como el Paraquat.

Aparte de los datos de laboratorio destaca la mejoría cognitiva y de conducta de los animales[85].

¡Y NO HAY QUE SUBIR DOSIS CON EL TIEMPO!

Parece demasiado bonito para ser cierto: La levodopa de mucuna no sólo no produce discinesias sino que mejora las previas por levodopa sintética.

Pero es que, además, no habría que ir aumentando las dosis conforme pasa el tiempo, como ocurre en los que toman fármacos sintéticos.

Traduzco literalmente las bondades de la mucuna en la patente para extractos de Van der Giessen, Olanow, Lees y Wagner[37] y que ampliamos en el siguiente capítulo:

"La terapia con levodopa convencional requiere un incremento gradual de la dosis eficaz con el paso del tiempo como resultado de la progresión de la enfermedad y/o los efectos neurotóxicos de L-Dopa o dopamina con aumento de las reacciones tóxicas y, con el tiempo, la aparición de dicinesias que aumentan en intensidad con la dosis. En ensayos clínicos con preparados de semillas de Mucuna prurience estos negativos fenómenos no se han observado en tanto que para el tratamiento efectivo del Parkinson, la dosis de levodopa de Mucuna pruriens se mantiene relativamente estable durante más largos periodos de tiempo, y en que las discinesias, parecen aparecen con menos frecuencia e intensidad,

incluso en pacientes que antes tenían discinesias por terapia prolongada con la levodopa convencional"[37].

Leyendo esto, resulta extraño que la mucuna no esté ya en todas las farmacias como medicamento revolucionario.

Patentes | francés | inglés

Mucuna pruriens and extracts thereof for the treatment of neurological diseases
WO 2004039385 A2

Número de publicación	WO2004039385 A2
Tipo de publicación	Solicitud
Número de solicitud	PCT/EP2003/010975
Fecha de publicación	13 May 2004
Fecha de presentación	2 Oct 2003
Fecha de prioridad ⑦	30 Oct 2002
También publicado como	CA2504201A1, 6 más »
Inventores	Andrew Lees, Waren C Olanow, Der Giessen Rob Van, Hildebert Wagner

---

PATENTE DE SEMILLAS DE MUCUNA

Dos famosos neurólogos y un profesor de Fitomedicina han patentado un extracto de semillas de mucuna para tratar el párkinson.

6. Famosos neurólogos patentan Mucuna

Con mucuna se ha tratado a parkinsonianos durante milenios en la medicina hindú, con buenos resultados y pocos efectos secundarios.

Esa larga experiencia llamó la atención de algunos neurólogos desde 1990 y comenzaron a hacer estudios clínicos serios que confirmaron los beneficios de esas hierbas hindúes.

Experimentos con ratas también probaron que la levodopa natural mejoraba los síntomas y producía menos daño neural que la sintética.

Se concluyó que los extractos de Mucuna pruriens contienen altas concentraciones de levodopa natural y que resulta es más eficaz, mejor tolerada y con menos efectos secundarios que la sintética.

Me convencí definitivamente cuando supe que dos famosos neurólogos expertos en Parkinson (Olanow y

Lees, entre otros) patentaron los extractos de mucuna en Alemania y Estados Unidos.

No podían "inventar" el tratamiento con mucuna pruriens que existe hace miles de años pero sí patentaron algunos modos de extraerse su levodopa natural y otras sustancias que le hacen un tratamiento mejor que la sintética que se toma con Sinemet o Madopar.

Pero no son los únicos. Otros prestigiosos neurólogos (Manyam, Pruthi, etc.) también hacen patentes de extractos de mucuna que tienen mínimas diferencias. Algo tiene la mucuna que todos la quieren hacer suya. Una carrera comercial se avecina. Todo sea en beneficio de los pacientes.

OLANOW Y LEES

Estos dos neurólogos son un ejemplo, casi un mito, para todos los que nos interesamos en la enfermedad de Parkinson.

Warren C. Olanow, se formó en la Universidad de Columbia y es Profesor en la Mount Sinai School. Fue presidente de la Movement Disorder Society y miembro del Comité director de Investigación biomédica de la NASA. Autor de más de 300 publicaciones sobre

Parkinson y neurodegeneración, en la década anterior ha sido el número 1 (4º mundial) en citas de investigación.

Andrew Lees muestra una pizca de audacia y heterodoxia en algunos de los temas que escoge: recuerdo sus disertaciones sobre "homeostasis hedónica" (equilibrio interno de placeres y emociones). No me extraña que se interesara en nuevos horizontes de tratamiento del Parkinson como las hierbas del Ayurveda.

Un neurólogo ortodoxo hubiese desechado esa idea. Pero Lees intuyó las ventajas. Es Profesor del National Hospital, Queen Square, de Londres, definió los criterios para el diagnóstico de la enfermedad de Parkinson que se usan actualmente y en 2011 fue el investigador de Parkinson más citado en todo el mundo.

PATENTES PARA EXTRACTOS DE MUCUNA

No son aficionados ni charlatanes los que han patentado los extractos de mucuna: WO 2004039385-A2 (86) y US 7470441-B2 (37).

Los neurólogos Olanow y Lees son líderes mundiales en párkinson y les he visto en muchos congresos. De los otros firmantes he reconocido a Wagner que es el editor jefe de una revista de Fitomedicina y a Der Giessen, que parece relacionado con la industria farmacéutica.

Los cuatro, un gran equipo, registraron métodos de extracción de las semillas de mucuna: no sólo de levodopa, sino cualquiera de sus ingredientes para "aliviar o tratar enfermedades neurológicas", para su utlización general en "combinaciones farmacéuticas con función neuro-protectora o neuroestimuladora" y, de forma más concreta, para el "tratamiento de la enfermedad de Parkinson".

PATENTES DE ZANDOPA Y COMBINADO MUCUNA

Ya mencionamos la marca Zandopa, de laboratorios Zandu, que posee los derechos del polvo de mucuna conocido como HP-200 utilizado en ensayos clínicos [73] [87] y que se comercializa hace varios años.

Pruthi ha patentado[88] un combinado del Ayurveda que contiene principalmente mucuna (entre el 55 y 99%), además de *Piper Longum* y *Zingiber Officinalis*.

Describen una paciente diagnosticada de párkinson a los 51 años, que no toleró los medicamentos convencionales y que tomó este combinado de mucuna durante 12 años. En ese largo periodo se comprobó que la evolución de la enfermedad había sido muy lenta y sin efectos secundarios.

PATENTAN EXTRACTO CONCENTRADO

El problema de los polvos de semilla de mucuna y sus primeros extractos es el gran volumen de legumbre que hay que ingerir para conseguir un nivel suficiente de levodopa en sangre. Eso produce hartazgo y molestias gastrointestinales y hace que muchos abandonen.

Para evitar este problema, Manyam ha patentado un método[89] para retirar las grasas de los cotiledones de semillas y consigue, utlizando etanol como solvente, aislar un extracto concentrado que luego congela en seco. El resultado es que convierte dos kilogramos y medio de polvo de mucuna en 46 gramos, conservando (e incluso aumentando) la proporción relativa de levodopa.

Consigue así reducir a menos del 2% la cantidad de planta a ingerir por lo que se puede suministrar en tabletas, cápsulas o jarabe. Más aún, puede utilizarse diluido en inyección[89]. Además, demuestra su eficacia in vitro y la mejoría de los síntomas: en ratas parkinsonizadas con este extracto es el doble de la levodopa sintética[76]. Las ventajas son enormes.

VENTAJAS RESPECTO A LEVODOPA CONVENCIONAL

Los fundamentos de la patente, basados en los trabajos que aportan, describen que, en relación a los medicamentos habituales con levodopa-carbidopa (Sinemet) o levodopa-beserazida (Madopar), los extractos de mucuna tienen muy importantes ventajas que refrendan lo ya detallado en el capítulo anterior.

VENTANA TERAPÉUTICA MÁS AMPLIA

Ventana o margen terapéuticos se llama al rango en que se puede utilizar un fármaco sin provocar efectos tóxicos, y es mayor en la mucuna. Eso significa que hay mucha diferencia entre la dosis eficaz de mucuna y la que pueda provocar daño al organismo.

CON MUCUNA MEJORAN ANTES

Les dieron una pastilla de Sinemet y los pacientes notaron el efecto "on" a los 54 minutos mientras que cuando tomaron mucuna ya estaban activos a los 23 ó 27 minutos (según la dosis)[26].

EL EFECTO DE LA MUCUNA DURA MÁS

Y además de más rápida la mucuna (a la dosis de 30 gramos) demostró que era eficaz durante más tiempo: se mantuvieron 204 minutos con el extracto de semillas, superando a la pastilla en más de media hora[26].

MENOS TÓXICA QUE LA LEVODOPA SINTÉTICA

Ni aguda ni crónica. Incluso con las dosis altas de mucuna los efectos indeseables fueron escasos (náuseas, malestar abdominal) y menos con el equivalente de fármacos convencionales[37].

Y otros estudios a largo plazo con mucuna han demostrado (en monos y en ratas) que las temidas discinesias y otros síntomas del tratamiento crónico con levodopa son menores, e incluso en algunos casos tienden a mejorar[33] [78].

SE RETRASA LA TERAPIA COMBINADA

Este enunciado aparece en el preámbulo que justifica la patente. Los dos famosos neurólogos y el catedrático de Fitoterapia creen que con la mucuna sola puede bastar un periodo de tiempo y así puede retrasarse el uso de terapia combinada (levodopa más agonistas).

MUCUNA PARA CASI TODO

La mucuna parece que podría servir para casi todas las enfermedades que estudia un neurólogo. Estos afamados especialistas opinan que los extractos de mucuna podrían ser de utilidad para tratar múltiples procesos neuro-degenerativos.

De modo expreso se registra la posibilidad de emplear los extractos de mucuna en Parkinson, Corea, Alzheimer, o demencia vascular[37] y en otros muchas patologías metabólicas y disnutricionales, sistémicas, endocrinas y autoinmunes (déficit vitamínicos, lupus, desmielinizantes...) y otras lesiones de origen traumático, isquémico o neurotóxico[86].

INGREDIENTES OCULTOS EN LA MUCUNA

Aparte de levodopa, la mucuna, al igual que las habas comunes contiene otros productos, probablemente carbidopa o sustancias de efecto parecido (que inhiban la descarboxilasa), o de características distintas.

Con la misma dosis de medicación un paciente sufre oscilaciones que no sabe relacionar y que dependen de muchos factores.

Sabemos que los niveles plasmáticos de levodopa oscilan en parkinsonianos dependiendo de muchos factores (transporte activo intestinal, vaciado gástrico, competencia en la barrera hemato-encefálica, etc.).

Pues bien, la mucuna debe contener algunas sustancias que, de una o varias formas, mejoren la eficacia de la levodopa, e incluso podría ser que algunos de sus componentes tuviese actividad como agonista dopaminérgico.

Más estudios son necesarios, imprescindibles. Por ejemplo, puede haber: Carbidopa u otros inhibidores de la decarboxilasa. Otros enzimas de acción similar al entacapone o al tolcapone. Sustancias que favorezcan la motilidad intestinal mejorando el vaciado gástrico y, por tanto, acelerando la absorción de levodopa en el duodeno. Aminoácidos que favorezcan la absorción intestinal o el paso a través de la barrera hemato-encefálica.

MUCUNA ELIMINA LAS CANAS

En parkinsonianos es más frecuente la canicie precoz (hay complejas relaciones entre melanina y dopamina).

El imaginario popular ve las canas como signo de sufrimientos o aviso de envejecimiento prematuro[90] [91]. Clásicos latinos y novelistas románticos lo intuyeron; como Poe en su relato *"Un descenso al Maelström"* en que el náufrago encaneció y envejeció de sufrimiento en una sola noche.

La sorpresa llega al comprobar que con la mucuna las canas desaparecen y la cabellera recupera su antiguo color oscuro.

Se ha visto en un parkinsoniano con el pelo completamente blanco que, después de tres meses de tratamiento con mucuna su cabello volvió a ennegrecer[92], como cuando era joven. Para reflexionar.

LA MUCUNA ES MÁS QUE LEVODOPA

Con los datos disponibles queda demostrado que la Mucuna pruriens tiene propiedades especiales que le diferencian de la levodopa sintética. Cito textualmente la patente de Olanow y Lees: *"Las formulaciones de Mucuna pruriens parecen tener ventajas potenciales sobre los preparados sintéticos de levodopa comercialmente disponibles"*[37].

Su levodopa natural se combina con ingredientes (conocidos o no) que contribuyen a mejorar los síntomas parkinsonianos y a disminuir las discinesias[33] [86].

Esto abre a los pacientes expectativas terapéuticas importantes y esperamos que otros estudios confirmen que los extractos de semillas de mucuna son una alternativa eficaz y segura[33].

De momento, los pacientes que, bajo consejo médico, usan la mucuna refieren en general que consiguen reducir las dosis de los preparados comerciales que venimos recetando, y tienen menos efectos secundarios a corto y largo plazo.

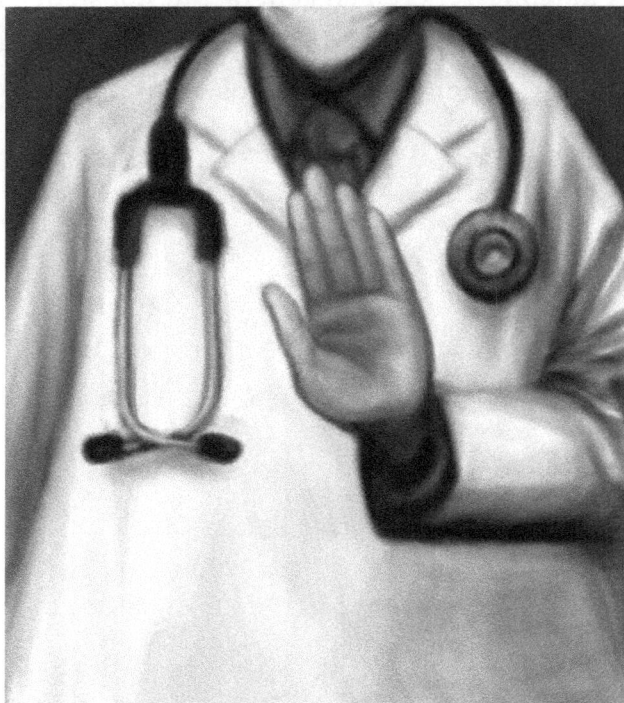

CONTRAINDICACIONES Y PRECAUCIONES

La Mucuna tiene contraindicaciones generales, similares a la levodopa sintética, y deben tenerse en cuenta otras situaciones especiales de algunos pacientes. Siempre bajo supervisión médica.

7. Contraindicaciones y precauciones

Algunos inconvenientes tiene la mucuna. En principio, en tanto que lleva levodopa (aunque sea natural y con otros ingredientes que mejora la tolerancia) tendrá muchas de las contraindicaciones y precauciones de la levodopa sintética que vamos a repetir.

Pero prefiero empezar por el principal escollo para un buen uso de la mucuna: la ignorancia del paciente y, a veces, la falta de información del médico que debe dirigir, en todo momento, el tratamiento.

PACIENTES QUE NO SABEN LO QUE TOMAN

El principal obstáculo para un tratamiento con mucuna es que los pacientes no tienen las ideas claras sobre lo que pretenden usar.

Han oído de varios casos en los que la mucuna ha funcionado pero casi siempre son comentarios que les llegan de personas sin conocimientos científicos, o que han visto en páginas web de aficionados o que leyeron en la publicidad de los productos.

La mucuna se vende libremente por Internet y muchos pacientes la toman sin control médico. Y algo que es aún peor, se dedican a elucubrar sobre opiniones sin fundamentos que han tomado de los foros y luego han digerido mal en su cerebro, por falta de conocimientos básicos y también porque la desesperación les lleva a intentar cualquier cosa.

DESPRECIAN CUANTO IGNORAN

Muchos pacientes se quejan del desdén de sus médicos cuando les consultan sobre si pueden añadir mucuna a su tratamiento.

Es un tratamiento "heterodoxo" y resulta perfectamente comprensible que un médico no quiera emplearlo porque no forma parte de la medicación oficial, de la que manejamos habitualmente.

Además, hay que reconocer que supone un esfuerzo añadido y no sencillo incorporar la mucuna gradualmente a un paciente que ya viene con otros fármacos. Hay que estudiárselo y diseñar la estrategia personalizada para cada caso concreto.

Pero no debemos permitir que los pacientes la tomen a escondidas. Por eso sería deseable que los médicos nos informásemos antes sobre la mucuna. No se debe despreciar sin más lo que se ignora. Después de estudiar sus propiedades, después de ponderar bien sus ventajas e inconvenientes, podremos decidir, con fundamento, si resulta útil, neutra o desaconsejable para un caso concreto.

El paciente, cuando ve que dominamos el tema, confiará en nosotros y nos hará más caso si taxativamente le prohibimos que siga con la mucuna o si le recomendamos una pauta gradual Pero su confianza dependerá del grado de información que nos adivine y de nuestra capacidad de convicción.

¿POR QUÉ NO HAY PROBLEMAS GRAVES?

La mucuna no es un placebo sino que tiene efectos importantes. Sin embargo cualquiera puede comprarlo sin receta, la mayoría la toma sin control médico, sin conocer bien sus propiedades, ignoran los efectos adversos o las complicaciones que pueden presentarse; ignoran las contraindicaciones con otros fármacos que toman y no atienden a las diferencias individuales.

Este escenario sugiere un problema de salud pública que, sin embargo, afortunadamente, no suele provocar problemas graves. ¿Por qué?

Creo que una de las causas es la seguridad de los componentes de la mucuna que se viene usando en la India desde hace milenios en miles o centenares de miles de pacientes sin efectos dañinos relevantes a pesar de que sus conocimientos teóricos son mínimos desde la perspectiva de nuestra medicina occidental.

Otra cuestión es que suelen emplearse dosis pequeñas, como suplemento alimenticio. Aunque no siempre es así, hay algunos preparados con dosis excesivas sobre todo si se combinan con la carbidopa del Sinemet, Madopar o Stalevo, o con agonistas u otros antiparkinsonianos. Aquí sí que hay que extremar la precaución.

CONTRAINDICACIONES TEÓRICAS COMO LA LEVODOPA

Aunque se tolera mejor, la mucuna lleva levodopa natural por lo que, en teoría y por seguridad, tendrá las mismas contraindicaciones, interacciones y precauciones de la levodopa sintética:

Contraindicado en niños, embarazo y lactancia (inhibe la prolactina) y esquizofrenia o psicosis.

Precaución y mejor evitar darlo en cardiopatías o diabetes grado medio a intenso.

No darlo con IMAO, ni con ergóticos.

Precaución (efecto aditivo) si toman Levodopa (Sinemet, Madopar), Inhibidores COMT (Entacapone, Stalevo), Dopamina, Agonistas (Rotigotina, Pramipexol, Ropinirol).

INTERACCIONES COMO LA LEVODOPA

Neurolépticos antieméticos: metoclorpramida (Primperán).

Neurolépticos antipsicóticos.

Tetrabenazina. Baclofeno.

Ayahuasca y otros psicoanalépticos.

IMAO no selectivo (contraindicado).

Cautela con IMAO-B valorando respuesta individual.

Anticolinérgicos. Inhibidores de la recaptación de dopamina.

Levodopa y habas (efecto aditivo).

Ergóticos y otros dopaminérgicos (efecto aditivo).

Hipotensores, antidepresivos, sedantes fuertes, antiprostáticos (alfabloqueantes): pueden favorecer hipotensión ortostática.

Los que inhiben la absorción de levodopa: Espiramicina, sales de hierro, antiácidos protectores gástricos.

EFECTOS ADVERSOS COMO LA LEVODOPA

Debe evitarse en individuos con alergia o hipersensibilidad conocidas a la mucuna pruriens o a sus componentes.

Se han publicado pocos efectos secundarios de la mucuna. En un estudio realizado a pacientes con enfermedad de Parkinson, un derivado de Mucuna pruriens causó efectos adversos leves que fueron de naturaleza gastrointestinal principalmente.

Casos aislados de psicosis tóxica aguda[93], verosímilmente por la levodopa que contiene por lo que, al igual que con Sinemet y Madopar, debe limitarse su uso en pacientes con psicosis o esquizofrenia

ADVERTENCIAS ESPECÍFICAS DE LA MUCUNA

Asumimos que todas las contraindicaciones, interacciones, precauciones y efectos secundarios que conocemos de la levodopa sintética deben tenerse en cuenta al tomar la levodopa natural de la mucuna.

Contraindicaciones específicas de la mucuna son los anticoagulantes y gran cautela con antiagregantes y antinflamatorios: las hojas de mucuna aumentan el tiempo de coagulación.

No darla con anticoagulantes (Sintrom, Dabigatran, heparina, warfarina), antiagregantes (clopidogrel) o precaución considerando efecto aditivo con acetil-salicílico y AINES (antinflamatorios).

También es característica la precaución con antidiabéticos: la mucuna baja la glucemia por lo que debe tenerse en cuenta su potencial efecto aditivo.

Otras interacciones son posibles: consultar siempre con su médico habitual.

Por un lado puede aducirse que la mucuna se viene usando hace muchos siglos en la India y hace varios años se obtiene por Internet sin receta sin que conozcamos casos graves. Pero eso es sólo una apreciación.

De Sinemet y Madopar disponemos de miles de artículos controlados y las publicaciones sobre mucuna son aún escasas. Por eso hay que exacerbar la prudencia al usar mucuna: aunque intuimos que el futuro puede ser positivo primero hay que confirmarlo con más estudios científicos.

CUIDADO AL COMBINAR MUCUNA Y TÉ VERDE

El té verde potencia el efecto de las habas en general y de la mucuna en particular. Ese efecto también puede verse en los pacientes que toman fármacos tipo Sinemet o Madopar: hay que conocer este fenómeno y saber que puede aumentar el efecto.

Algo que actúa como la carbidopa. Los polifenoles del té verde inhiben la dopa-decarboxilasa (94) igual que la carbidopa o benserazida que llevan el Sinemet o el Madopar.

Algo que actúa como el entacapone. Hay otro ponifenol del té verde, el EGCG (Epi-Galo-Catecin-Galato) que favorece la entrada al cerebro de la levodopa y prolonga su biodisponibilidad en sangre porque inhibe la enzima COMT[95].

Esta acción es similar a la del Entacapone, es decir, las habas mezcladas con té verde tienen efectos parecidos al Stalevo, aunque con proporciones distintas. Por eso, si toma levodopa natural (de Mucuna o de otra haba), se potenciará su eficacia y hay que tenerlo en cuenta pues hay riesgo de sobredosificación. Consulte siempre a su médico.

Estos efectos "como carbidopa" y "como entacapone" del té verde son independientes de sus otras ventajas neuroprotectoras[96] que le hacen aconsejable en muchos parkinsonianos.

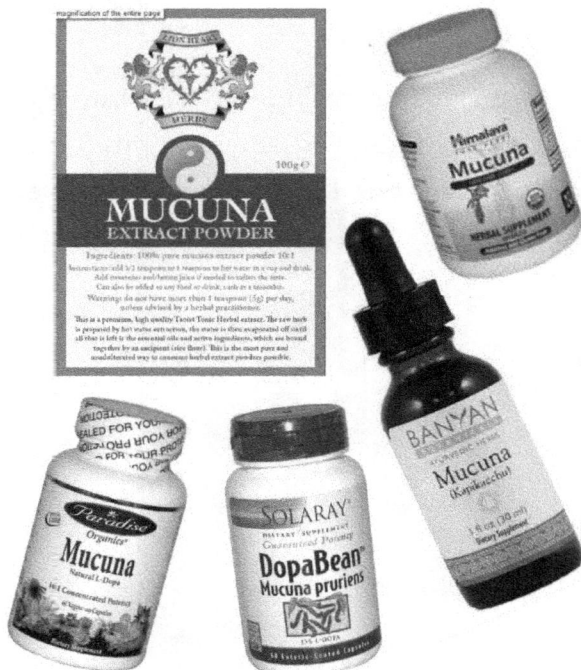

MUCHOS PRODUCTOS CON MUCUNA

La oferta de extractos de mucuna, en polvo, gotas o cápsulas es muy variada. Hay que tener cuidado con las diversas fórmulas y concentraciones. Hay que saber qué se compra.

8. Dosis y presentaciones

Para utilizar mucuna de modo adecuado hay que conocer bien lo que se va a hacer: simplemente se va a utilizar una planta que contiene levodopa natural en vez de la levodopa sintética de los fármacos habituales. Parece sencillo pero el problema es que las dosis y las concentraciones son diferentes, que las pautas hay que individualizarlas y que, como ya hemos dicho, al paciente y, a algunos médicos, les falta información.

ANTES DE USAR MUCUNA

Busque un neurólogo que esté suficientemente documentado sobre esta interesante planta y el modo en que puede influir en el tratamiento del Parkinson. Con él consultará todo, sin ocultarle nada.

ESTRATEGIA PARA COMENZAR CON MUCUNA

Lo primero, preguntará a su neurólogo que conoce su caso y puede decirle, primero si le puede ir bien o no, en su caso concreto, como parkinsoniano y según sus otras patologías.

Segundo, dependiendo de la dosis que se vaya a usar de mucuna habrá que comprar una u otra formulación. Lo más prudente es empezar por las marcas que traen poca dosis e ir subiendo, que siempre habrá tiempo de subir. La paciencia al inicio es clave. Si intenta una mejoría rápida es muy probable que tenga algunos efectos secundarios, generalmente leves pero molestos. Y si sube demasiado despacio puede pensar que la mucuna no le sirve y retirarse.

Tercero, hacer los ajustes de tratamiento: casi siempre hay que modificar dosis y con frecuencia retirar algún medicamento antiparkinsoniano o de los que tome para otros productos.

CUIDADO CON LOS ERRORES DE DOSIS

No existe una dosis comprobada como efectiva para la mucuna. Para la enfermedad de Parkinson se han ingerido por vía oral 15 y 30 gramos de una preparación de mucuna durante una semana pero desaconsejo esas dosis.

Cualquier medicamento (y la mucuna lo es) debe empezar a tomarse con dosis bajas y teniendo en cuenta las particularidades del paciente, y lo que se pretende.

Las dosis de 15 y 30 gramos de extracto de semillas de mucuna se usaron para un experimento específico, con controles médicos muy estrictos, conociendo bien la formulación del producto y su procedencia, y tomando en consideración muchos otros factores: se había seleccionado a pacientes sin contraindicaciones, se habían retirado fármacos incompatibles o que pudieran alterar la absorción o metabolismo de la levodopa, etc.

Eso no es lo que ocurre cuando un paciente compra mucuna en cualquier sitio y por su cuenta la toma en casa

CUIDADO CON LA MUCUNA QUE COMPRA

No es lo mismo que haya comprado cápsulas de 200 miligramos al 15 % de levodopa que comprimidos de 800 miligramos con concentraciones de levodopa al 50 %.

Otras veces han comprado en *eBay* a no se sabe qué distribuidor un saquito de polvo de contenido supuesto y concentración indeterminada o no segura. Y el paciente se hace su propia disolución sin saber qué es lo que va a beberse: ¿el polvo que usa es de las semillas, del tallo, de las hojas o del conjunto de la planta?

Sólo deben usarse, y más al principio, extractos de mucuna conocidos de proveedores seguros, y en el capítulo final damos una breve relación.

EL PRECIO IMPORTA DESPUÉS

El precio de la mucuna, sin ser elevado, puede resultar excesivo para algunos y, sobre todo a largo plazo es importante porque serán muchos meses o años los que se usarán. Sin embargo, al principio el precio apenas importa porque se trata de establecer la dosis ajustada para cada paciente. Lo lógico y lo único que recomiendo es empezar por dosis muy bajas que luego se irán subiendo. En esta etapa inicial el gasto diario será mínimo porque las dosis son bajas y lo importante es la seguridad en la marca y que el producto tenga concentraciones bajas de levodopa natural.

Es necesario comprobar si la mucuna le mejora o no. No es el momento de comprar cualquier preparado extraño, procedente de países lejanos que se compra a proveedores desconocidos en *eBay*. Más adelante, cuando se conoce la dosis y número de tomas que se ajustan a un paciente concreto, sí que es bueno plantearse a la larga un producto económico siempre que sea seguro.

PRESENTACIONES

Hay muchas disponibles, tantas que la búsqueda en Internet produce vértigo de ofertas comerciales. He seleccionado algunas marcas basándome en criterios lógicos: las históricas o más conocidas, las más usadas, las que describen con más claridad el contenido y dosis recomendada, y las de proveedores seguros.

En próximas ediciones de este libro (y en su reflejo en la web (www.mucuna.es, www.parkinson-mucuna.com) iré ampliando y haciendo más específico el catálogo de las diversas formulaciones, con concentraciones y cantidades totales diferentes para que sea más fácil adecuarlas a cada caso concreto.

Daré aquí un resumen de las presentaciones de mucuna que agrupo en cuatro apartados:

Mucuna en polvo

Mucuna en tinturas o extractos concentrados

Mucuna en cápsulas o tabletas de dosis baja (15 a 30 mg de levodopa natural "real"), ideales para comenzar a tomar mucuna.

Mucuna en cápsulas o tabletas de dosis media

Mucuna en cápsulas o tabletas de dosis alta

Hay muchas disponibles y más baratas pero, siempre que ha sido posible, y dentro de los que yo conozco, he escogido marcas de referencia y proveedores acreditados.

Entre estos, he preferido Anastore (que tiene delegación en España y Francia) y Amazon, que en España no vende mucuna pero sí en Francia. Otros proveedores radican en Estados Unidos (Amazon.com, iHerb) lo que encarece el producto por el pago de aduanas en los países en que pueden comprarse. De momento para España suelen denegar el envío. La opción sería obtenerlas por eBay pero habría que estar muy seguro del proveedor.

Mucuna en polvo

La presentación de mucuna pulverizada es la clásica. Resulta muy engorroso tener que prepararla diluyendo los polvos en agua u otro líquido (que no sea leche porque dificulta su absorción) y tiene un sabor poco agradable que disimulan endulzándolo.

La gran ventaja es la posibilidad de ajustar exactamente las pequeñas dosis que son siempre recomendables al comienzo. Y en países como España en la que hay dificultad para encontrar cápsulas o tabletas con poca cantidad, usar los primeros envases en polvo es la opción. Hay muchas marcas y ofertas pero aquí sólo describo la original, que envían directo desde la India.

ZANDOPA HP-200.

Es el medicamento que se legalizó en la India después del conocido ensayo con saquitos de polvo de semilla de mucuna (7.5 gramos con levodopa 250 mg, es decir al 3.3 %) en el que se dio un promedio de 6 saquitos (+-3).

Quiero destacar que esta dosis de levodopa natural de mucuna es relativamente alta (1.500 miligramos), sobre todo para los que nunca antes habían tomado levodopa. Y en caso de que se hubiese mantenido una o dos tabletas de Sinemet la sobredosis habría sido segura. Si no produjo más problemas es porque a esta levodopa natural no se añadía carbidopa (como se hace en Sinemet). En teoría esa levodopa de mucuna sin carbidopa se debería eliminar rápidamente de la sangre… salvo que la planta lleve otros ingredientes que lo eviten.

Tras tomar esta forma de mucuna en polvo (disuelto en agua), los niveles de levodopa en sangre muestra una farmacocinética similar a la de la levodopa sintética salvo en que el pico de dosis no es tan marcado (87), y la eficacia clínica es similar o mayor.

ERRORES FRECUENTES EN DOSIS DE ZANDOPA

Las equivalencias del polvo de Zandopa se aplican a los que tomaban levodopa SOLA (sin carbidopa), algo que ya nadie hace en Occidente por lo que los errores son muy frecuentes.

Según el fabricante cada medida del polvo de mucuna (7.5 gramos) que venden equivale a 250 mg de levodopa sintética. Pero esto es si no tomaran nada de carbidopa, y como casi todos los parkinsonianos mezclan el polvo de mucuna con algo de Sinemet o Stalevo hay que considerar que esa carbidopa está haciendo efecto.

Entonces, la equivalencia que da Zandopa (en el prospecto, de modo poco claro para el que no es médico) es que para sustituir a una tableta de Sinemet 25>/250 habría que dar 30 gramos de polvo (4 medidas). Ésta es la proporción que se usó en el ensayo inicial, pero en la práctica resulta demasiado elevada, puede provocar efectos secundarios (náuseas, vómitos y malestar) y la desaconsejo.

La dosis es individual y hay que empezar poco a poco, espaciando las tomas. Eso mismo ha comprobado el laboratorio y así lo recoge ya en el folleto, aunque no lo destaca suficientemente.

Mucuna en dosis muy bajas (15-30 mg)

Dijimos que es muy recomendable comenzar por dosis bajas de mucuna hasta encontrar la que se ajusta a cada caso y situación concreta.

Con ese objetivo se pueden hacer las primeras pruebas con preparados con tan baja cantidad que más que para el párkinson se recomiendan como "tónicos", afrodisiacos suaves o "revitalizadores" generales.

HIMALAYA

Se promociona como "tónico nervioso". Viene en cápsulas de 250 mg de extracto de mucuna al 6% lo que equivale a 15 mg de levodopa natural. De momento, sólo aparece en Estados Unidos y no lo envían a España.

ADVANCE PHYSICIAN

Son cápsulas de 200 mg de extracto de mucuna en las que no consta la concentración lo que suele significar que es bajo (15% o menos). Tampoco se envía a España.

Mucuna en dosis bajas (50-60 mg)

Se pueden conseguir desde España a través de Andorra y Francia. Destaco tres marcas.

SOLARAY DOPA-BEAN

Se publicita como suplemento dietético, sin especificar que sirve como tratamiento del párkinson. Cada cápsula lleva 333 miligramos de extracto de semillas de mucuna pruriens (frijol terciopelo) al 15 % lo que significa 50 mg de levodopa natural (la mitad de la levodopa sintética de un Sinemet Plus y la quinta parte de un Sinemet 250). Es una buena opción para empezar. La envían desde Andorra.

AYURVANA MUCUNA

Muy parecida a la anterior, contiene 370 mg de extracto de mucuna al 15 % lo que significa 55 mg de levodopa natural. Se puede pedir a Amazon de Francia.

BONUSAN

Son cápsulas vegetales de 400 miligramos de mucuna al 15 %, es decir, 60 mg de levodopa. Es otro producto francés. Se puede pedir a Andorra pero también la suministra alguna farmacia de Barcelona y, recientemente, una empresa líder en comercio electrónico lo entrega en menos de 4 días (ver capítulo 12).

Mucuna en dosis medias (75-100 mg)

Voy a mencionar dos marcas, ambas se pueden conseguir a través de la delegación francesa de Amazon y, por ser dosis ya significativas, insisto aún más en la necesidad de que la prescriba y controle el médico.

VITAWORLD

Cápsulas de 500 miligramos de mucuna al 15 %, unos 75 miligramos de levodopa.

ANASTORE

Posiblemente la más fácil de obtener en nuestro país, pues este proveedor tiene delegación española aunque importa el producto de Francia.

La levodopa natural neta son 100 mg (lo mismo que trae un Sinemet Plus) en una cápsula de 200 miligramos de extracto de mucuna bastante concentrado (50 %).

BIOVEA MUCUNA DOPA

Está disponible hace menos tiempo, pero ya se puede comprar desde España y casi cualquier lugar del mundo. En cada cápsula hay 250 mg de extracto de semilla de mucuna al 40% por lo que rinde 100 mg de levodopa.

Mucuna en dosis altas (más de 100 mg)

Sólo aconsejable cuando ya se conoce la dosis ajustada por el facultativo para cada persona.

NOW DOPA MUCUNA

Ya son 120 miligramos de levodopa natural en cada cápsula que es grande porque está poco concentrada (15 %) y necesitan 800 mg de polvo de semillas. Se vende en Francia y se puede pedir por Internet.

Elixir o gotas de Mucuna

Son difíciles de comprar, las concentraciones suelen ser demasiado altas y es más problema atinar con la dosis salvo que se sea experto. Las desaconsejo.

Mucuna combinada con otras sustancias

Algunas teorías consideran que hay personas con un déficit nutricional relativo o desequilibrio de ciertos aminoácidos precursores de dopamina y serotonina[97], y que eso produce o empeora el párkinson, la depresión y otros trastornos relacionados con las monoaminas de acción central.

En esa línea se han propuesto combinados de mucuna con tirosina, triptófano y otros, para recuperar ese desequilibrio de aminoácidos. Se ha publicitado mucho esa teoría[98] en la que destaca el Dr. Hinz y hay productos que combinan levodopa con triptófano, tirosina, cisteína y cofactores intentando reequilibrar estos balances.

Podrían ser útiles, y en el futuro habrá que ampliar estudios sobre el efecto de los aminoácidos y otros aspectos nutricionales en el párkinson y en las diferencias de acción de la levodopa.

Algunos avances en el tratamiento vendrán por ese lado, pero todavía no hay nada seguro y podría conseguirse resultados muy variables.

Por eso, de momento no recomiendo los preparados combinados. Ya es suficiente intentar ajustar la dosis de extracto de mucuna simple para combinarlo, como en algunos casos, con tirosina, té verde (que ejerce ligera acción carbidopa), lipoico, *gingseng, ginkgo*, etc.

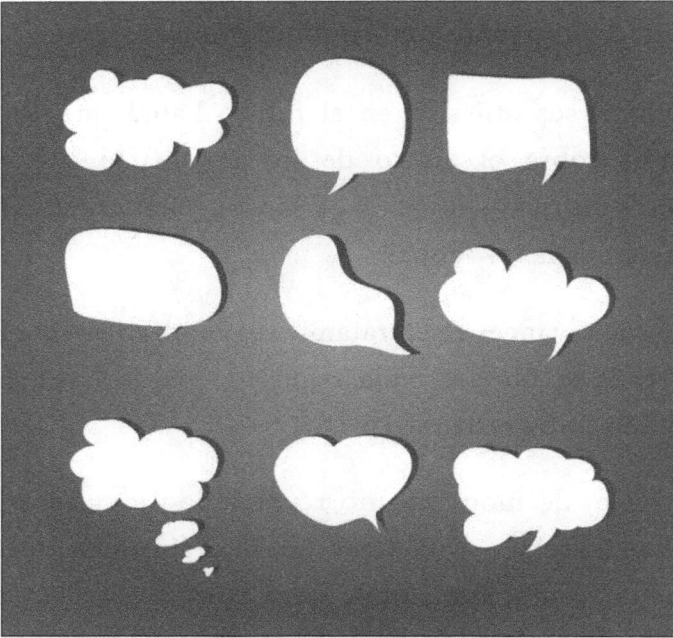

FOROS DE INTERNET SOBRE MUCUNA

Saben que la mucuna funciona, pero les falta información general y los médicos suelen negársela porque la conocen poco o porque se limitan a tratamientos convencionales.

Los pacientes buscan respuestas en los foros.

9. Hablan los que toman Mucuna

En la primera consulta con el paciente, para animarle a hablar, le digo: "Yo sé de la enfermedad de Parkinson más que usted pero de "su párkinson", de sus molestias a lo largo del día y de cómo le sientan los medicamentos, usted sabe mucho más que yo".

He aprendido mucho de los pacientes, ellos son nuestro mejor libro, y he aprovechado lo que me dijeron: *"Conjeturas de un neurólogo que escuchó a mil parkinsonianos"* (R. González Maldonado, 2014).

En España todavía se usa poco y mi experiencia práctica con mucuna es limitada. Por eso he leído, he estudiado y comparado lo que comentan los pacientes en varios foros de Europa y Norteamérica. Y aquí resumo algunos.

FOROS COMENTANDO EL USO DE MUCUNA

Los comentarios sobre mucuna son frecuentes en los foros de Parkinson. Son interesantes porque ilustran sobre situaciones concretas en diversas personas que usan los extractos combinados con otros fármacos convencionales. Doy algunos ejemplos insistiendo en que son opiniones subjetivas de personas sin conocimientos médicos, que no deben imitarse, sólo cuentan sus experiencias:

http://www.iocob.nl/english-articles/mucuna-pruriens-for-parkinsons-disease.html

http://www.blog.parkinsonsrecovery.com/category/mucuna

http://neurotalk.psychcentral.com/archive/index.php/t-48015.html

SOBRE EFECTOS ADVERSOS

◊ *"Si decides probar con mucuna en polvo sugiero que vayas despacio y sólo pequeñas cantidades para empezar. Algunas personas tardan tiempo en aceptarla, les da náuseas. Si te sientes mal intenta comer algunas galletas después, parece que ayuda. Las tabletas son más fáciles de tomar pero tardan más en comenzar a hacer efecto. Yo tomo siempre la mucuna con el estómago vacío".*

◊ *"La mucuna es una hierba y su potencia varía de un fabricante a otro, según lo antigua que sea, según fuese la cosecha, etc. Tienes que ir haciendo pruebas sobre cómo tomarla. Pasará tiempo, quizá una semana o dos, antes de que notes su efecto. Yo lo noté el primer día quizá porque tomé mucha cantidad. Si te sientes ansioso, hiperactivo o angustiado ya sabes que tomaste demasiado. Antes de la mucuna yo estaba con Sinemet y fui reduciendo mi dosis de 4-5 comprimidos de 50/200 hasta ahora* que tomo uno solo al día, dividiéndolo en cuatro cuartos. Hice este cambio lentamente durante dos meses".

◊ "Sobre lo que decíais de si oí algo malo de la mucuna, bien, realmente nada, sólo que a veces no funciona a una dosis concreta, o que puedes tener discinesias. He tenido algunas pesadillas pero ya las tenía antes de la mucuna".

◊ "Yo también tuve discinesias así es que déjame decir que demasiada mucuna, especialmente si la combinas con un poco de Sinemet hará que te retuerzas toda la noche".

◊ "Recordad que la Mucuna baja el azúcar en sangre lo que en sí es bueno. Pero si en ayunas tomas mucuna y te olvidas de comer puedes encontrarte tirado en la alfombra dos horas como me ocurrió esta mañana".

◊ "Esta tarde, después de mi dosis de Mucuna (una cucharadita de polvo en lugar de un Sinemet Plus) estuve hecha un manojo de nervios durante dos horas; las piernas se movían mucho; no puedo adivinar lo que está pasando. Empecé a sentir que me volvía loco, como una especie de manía".

◊ "Una cosa que hay que investigar es cómo conseguir que el efecto de la mucuna se prolongue. Con el estómago vacío me dura aproximadamente dos horas pero hace que baje la glucosa en sangre. Estoy intentando con proteínas, grasa, carbohidratos, etc. para ver el efecto que hacen".

SOBRE COMBINAR ANTIPARKINSONIANOS

◊ *"Desde hace dos meses uso el HGH-400 al 15 % para ir reemplazando la mayor parte de mi Sinemet. Todavía tomo Stalevo y Amantadine lo he bajado. Y ahora, por fín, llevo cinco días sin ningún parche de Neupro, sin tener que reemplazarlo por otro agonista y me siento mejor cada día".*

◊ *"¿Alguien que use Mucuna toma también uno de los inhibidores MAO-B (Azilect o Plurimen)? Si recuerdo bien, la razón para no tomar Mucuna mientras se esté con ellos es que la planta puede tener también otros inhibidores MAO o similares. ¿Alguien sabe si es cierto que no se deben combinar?"*

◊ *"Pienso que el contenido en triptamina de la mucuna sería problemático mezclado con Azilect, Plurimen y similares. Una vez más necesitamos a alguien inspirado que nos ayude, que pueda realmente disponer de los medios para resolver estas cuestiones".*

(Un paciente que combinaba mucuna y varios psicótropos (abilifu, sertralina, etc.), tuvo problemas, una especie de "fatiga" después del primer día eufórico.)

(Otro estuvo dos años con mucuna y amantadine y dice que se encontraba muy bien.)

◊ *"Puede decir ahora que he sido capaz de eliminar Mirapexín, Requip y parche de Neupro con ayuda de la Mucuna, y me siento mejor que antes, habiendo reducido dos tercios el Sinemet.*

Todavía tomo Stalevo. He probado Zandopa y me sorprendió que funcionaba pero lo sentí de modo muy intenso, me asustó y me sentí mal, y al volver a mi régimen previo a la siguiente dosis estaba muy rígida. ¿Puede ser porque no va bien con Stalevo?"

◊ "La mucuna de Zandopa es antiagregante (aclara la sangre) así es que cuidado con mezclarlo con otros. Y baja la glucemia lo que probablemente es bueno pero está atento si lo tomas en ayunas. Come algo. Yo lo uso principalmente entre la tarde y la hora de acostarme. Probablemente tendréis que ensayar cómo os funciona mejor".

◊ "La Mucuna me ha mejorado mucho, especialmente el ánimo, pero hay que dosificarla con cuidado para cada persona. Si tomo mucha tengo malas discinesias. Un cuarto de cucharadita de Zandopa mezclado con un poco de mucuna normal es casi demasiado fuerte para mí por lo que todavía estoy haciendo ajustes. En ocasiones me hace sentir casi perfecta, como si el párkinson se hubiese ido, cuando tomo mi Stalevo 50".

◊ "Tomo mucuna (HP-200) por la mañana si mi Stalevo tarda en "arrancar" o si quiero empezar más rápido mi tarea. En diciembre tomé una cucharadita (7.5 gramos) media hora después del Stalevo y estuve 2n "on" 6-7 horas o incluso más pero con discinesia moderada. Dándome cuenta de que era demasiado para mí reduje a un tercio de cucharadita y el periodo "on" se acortó mucho pero se mantuvo rápido el "arranque".

SOBRE DOSIS DE MUCUNA

◊ *"El polvo de mucuna es mejor porque nadie se ha metido con él, Zandopa es sospechoso. Los estudios hablan de dosis de hasta 30 gramos al día, yo llegué hasta 50, y ahora me basta con 5 gramos diarios. Lo he integrado con mis otros medicamentos: todavía tomo Sinemet CR y Requip a las mismas dosis. Sin embargo la mucuna la dejo para la cena porque parece que interfiere con los otros medicamentos si la tomo por la mañana. Es una herramienta eficaz, sólo que tengo que aprender a utilizarla".*

CUANDO LA COMPARAN CON SINEMET

◊ *"Sigo pensando que la mucuna (polvos de Zandopa) es muy superior al Sinemet. Me sorprende que la mayoría de los parkinsonianos no la hayan probado".*

◊ *"La mucuna es mucho mejor que el Sinemet, de hecho no hay comparación. De los 1200 mg que tomaba de levodopa con Sinemet he quitado gradualmente 700 mg en dos meses".*

◊ *"La mucuna me está funcionando mejor. Anoche y esta mañana, en lugar de mi cucharadita de mucuna (con Gatorade, bebida deportiva) y un Sinemet Plus Retard 25/100 tomé dos Sinemet Plus Retard. Noté que tenía más distonía de los dedos del pie y más fenómeno de fin de dosis cuando tomé los dos Sinemet Plus Retard. Volví a mi programa con mucuna y noté la diferencia, una gran diferencia".*

◊ *"Como es un alimento natural, la mucuna debe contener enzimas u otros factores que todavía se desconocen y que hacen que funcione mejor. No olvidemos que las vitaminas no se descubrieron hasta el siglo pasado. Y todavía se descubren otras nuevas".*

◊ *"Sigo pensando que la mucuna (polvos de Zandopa) es muy superior al Sinemet. Me sorprende que la mayoría de los parkinsonianos no la hayan probado".*

◊ *"Habitualmente tomo medio Sinemet Plus 25/100 cada dos horas. Incorporé la Mucuna de esta forma: toma 3 medias cucharaditas de polvo de mucuna diluido en agua. Tarda unos 15 minutos, algo más o algo menos, pero funciona. No la tomo con cada dosis de Sinemet, sólo cuando pasa media hora y éste no funciona. Combinan bien".*

◊ *"Empecé a usar mucuna en polvo (Zandopa) y he obtenido resultados fantásticos. Las ventajas sobre Sinemet son las siguientes: 1) El "arranque" es muy rápido 20-25 minutos (más de 45 minutos con Sinemet) y, si la tomo después de comer, 35-40 minutos (casi una hora con Sinemet). 2) Mi discinesia se ha reducido un montón. 3) Ha desaparecido el malestar que sentía con Sinemet, que me dejaba congelado los primeros 20 minutos. 4) Yo estaba con 5 comprimidos diarios de Sinemet 25/100 y he sustituido 3 de las tomas por Zandopa. Me recomendaban cambiar cada Sinemet por 15 gramos de mucuna pero a mí me sirven sólo 7.5 gramos. El único problema es el inconveniente de tomarlo en polvo".*

SOBRE CÓMO REBAJAN SINEMET (POR SU CUENTA)

◊ *"Voy bajando lentamente, sustituyo medio comprimido de Sinemet CR 25/100 por un cuarto de cucharadita de Mucuna tres veces al día".*

◊ *"He escrito a mi doctor: ¿Recuerda que tomaba 6 pastillas de Sinemet? Pues ya ninguna: ¡qué sensación!"*

◊ *"Con mucuna sigo bajando Sinemet CR: me estaba matando".*

SOBRE MUCUNA CON CARBIDOPA Y SIN SINEMET

(En algunos países se puede comprar carbidopa sola, sin la levodopa, se llama Lodosyn, y algunos la usan directamente con la mucuna.)

◊ *"Comencé a tomar mucuna hace dos meses y estoy muy contento con los resultados. Antes estaba tan limitado en mi movilidad que estaba dispuesto a renunciar. Empecé combinando Sinemet y Mucuna pero ahora tomo Mucuna con Lodosyn (carbidopa sola) y no tengo efectos secundarios".*

SUS OPINIONES SOBRE MARCAS

◊ *"La marca Now Mucuna al 15 % es poco para mí, necesitaría otra al 50 % por la importancia de mi párkinson que tengo desde hace 12 años".*

◊ *"Pensé que esta marca (Advanced Physician) sería buena para empezar porque la dosis era más baja y nunca antes había tomado Mucuna. Sólo con una o dos cápsulas al día sentí una gran diferencia. Más energía, mejoría de libido".*

OPINIONES DE MUCUNA ZANDOPA

◊ *"Empecé a bajar Sinemet antes de empezar con Zandopa. Cada día yo tomaba 1500 mg de levodopa (1000 CR y 500 normal) y fui bajando, completando con suplemento de l-tirosina, hasta quedar en 800 mg diarios. Empecé entonces con Zandopa y ahora, tres semanas después, ya voy por 400 mg. La diferencia es tan obvia que todos comentan lo bien que estoy, muchos con asombro. La reducción de mis antiparkinsonianos ha sido tan rápida que es difícil de entender. Los efectos adversos son mínimos o inexistentes. Han desaparecido los on/ofs, los bloqueos y el dolor. Es un misterio por qué he tenido tanta suerte. Llego a pensar que es que no tengo párkinson".*

◊ *"Mi proveedor para conseguir Zandopa en la India es* http://mall.coimbatore.com/bnh/zandu/zandopa.htm*"*

◊ *"Probé Zandopa antes y era difícil conseguir una dosis adecuada a mis necesidades. Es necesario hacer muchos ensayos. Viene con una cuchara de 7.5 gramos pero se puede necesitar más cantidad o menos. Además el gusto es más bien dulce y debe contener azúcar o algún edulcorante artificial. Intenté combinar Zandopa con mi Sinemet y tuve resultados variables por lo que lo* dejé. La ventaja de Zandopa es que parece que contiene cantidades exactas de mucuna si decides continuar ensayándolo".

◊ "Tengo algunos recelos sobre Zandopa, especialmente su "base aromática" que sospecho contiene aspartato".

◊ "Los estudios con Zandopa hablan de dosis tan elevadas como 30 gramos. Eso es demasiado para mí. Tomo media cucharadita con medio Sinemet Retard 50/200. Eso funciona durante dos o tres horas".

◊ "Zandopa es antiagregante (aclara la sangre) así es que cuidado con mezclarlo con otros. Y baja la glucemia lo que probablemente es bueno pero está atento si lo tomas en ayunas. Come algo. Yo lo uso principalmente entre la tarde y la hora de acostarme. Probablemente tendréis que ensayar cómo os funciona mejor".

OPINIONES DE MUCUNA HIMALAYA

◊ "Voy a intentar que mi padre comience con mucuna. La compré de la marca Himalaya; el frasco dice una cápsula al día. Los datos dicen que va al 6 % de levodopa. ¿Alguna recomendación sobre cómo tomarla?"

◊ "Tiene 15 mg de levodopa por cápsula. Parece que es muy poca levodopa. Los comprimidos de levodopa tienen como mínimo 100 mg. Creo que ésa es la dosis de inicio. De todas formas, por precaución tomaría 1 cápsula al día; si no tiene efectos colaterales *subiría a 2. Luego quizá a 3 cápsulas. Necesitas encontrar una dosis que funcione y que no tenga efectos adversos. Luego puedes pasar a con qué frecuencia. La levodopa tiene una corta vida media, alrededor de 90 minutos".*

OPINIONES DE MUCUNA DOPABEAN

◊ *"Me interesa la Mucuna como complemento de mis medicamentos para el párkinson. El mes pasado he estado tomando 1 ó 2 cápsulas de DopaBean (Solaray) que contienen un 15% de levodopa (50 miligramos) con Comtan y un Sinemet Plus sobre las 9 de la mañana. Hasta ahora me ha durado el efecto sólo con un muy pequeño bajón hasta las 15-16 horas. Entonces tomo dos cápsulas de Mucuna y estoy bien el resto de la tarde. He observado que cuando tomo dos cápsulas de Mucuna con mis medicamentos antiparkisonianos me produce discinesias por lo que he vuelto a una cápsula por la mañana y ya no me dan".*

◊ *"Yo recomiendo la marca Solaray (Dopabean). Este suplemento de mucuna ciertamente funciona, sin embargo no viene en cápsulas entéricas por lo que debe tomarse a estómago vacío y evitar demasiadas proteínas antes y después. Esto significa que la dosis efectiva es más baja y tendrás que tomar hasta tres cápsulas diarias".*

◊ *"Tomo Mucuna en polvo "Dopabean" de Solaray y un fuerte concentrado de Herbalife. Los dos funcionan muy parecido a Sinemet. Sin embargo, hay que hacer un poco de ensayo-error para llegar a la dosis adecuada para cada uno".*

SOBRE LA MUCUNA EN GOTAS O ELIXIR

◊ "Nadie menciona la mucuna en gotas. Pedí un frasco pero no sé cómo usarla. Sobre todo, no tengo ni idea de cómo se sustituye por Sinemet. ¿Alguien lo sabe? Viene con una pequeñísima tacita".

◊ "He buscado en Internet lo de las gotas de mucuna y aparece con diversas concentraciones y es mucho más potente que el polvo".

SOBRE TOMAR MUCUNA DE VEZ EN CUANDO

◊ "La mucuna es realmente un medicamento y debe tratarse con respeto. Yo no la tomo con regularidad pero tengo almacenados más de dos kilos para emergencias y me sale a menos de 20 dólares por libra. Lo que sí sigo haciendo es utilizarla como medicamento "de rescate". A los diez minutos noto el efecto y me resulta muy práctico a veces. Desgraciadamente se pasa pronto el beneficio".

UNO QUE RECOMIENDA MENOS DOSIS

◊ "Los estudios que sugieren dosis de 15 a 30 gramos están terriblemente equivocados. He probado hasta 55 gramos y la dosis efectiva es la décima parte. Eso es lo correcto, unos 5 gramos por toma. La mucuna es de acción bifásica. Un poco de mucuna produce una cosa y si se da más provoca algo diferente, e incluso opuesto a lo primero".

PACIENTE JOVEN O AL COMENZAR LA ENFERMEDAD

◊ *"Me diagnosticaron a los 63 años, hace 16 meses. Mi principal síntoma es temblor y debilidad en la mano derecha. Desde el primer día el neurólogo quería ponerme Sinemet pero rehusé. Durante el último año he tomado mucuna en polvo. Empecé con una cucharadita al día y subí luego a dos. Hasta la fecha estoy bien y creo que puedo seguir sin fármacos. Claro que sé que estoy al principio, pero me cuestiono los conocimientos del médico que me recetó Sinemet tan pronto".*

◊ *"Hace poco me han diagnosticado enfermedad de Parkinson y todavía estoy un poco impresionado. Tengo 53 años. Sé que no es bueno empezar con fármacos y he encontrado la mucuna pruriens. Vengo tomando Azilect pero quisiera dejarlo. Ayúdenme, por favor".*

◊ *"Voy a empezar con Mucuna y aunque fui diagnosticado hace dos años y medio todavía estoy sin fármacos. ¿Hay alguien que la primera puerta a la que llamó fue la Mucuna?"*

VERGÜENZA QUE LOS MÉDICOS NO LA RECETEN

◊ *"Me alegra escuchar cómo la mucuna os ayuda. Es todavía un misterio para la mayoría de los parkinsonianos pero estoy muy contento con mis resultados. Empecé a tomarla hace 18 meses. El Sinemet no me funcionaba bien así es que decidí reemplazarlo gradualmente por mucuna en un periodo de varios meses. Ahora tomo sólo un cuarto de comprimido de Sinemet Retard 50/200* con una cucharadita y media (7.5 ml) de Zandopa (mucuna en polvo), tres o cuatro veces al día. Tengo párkinson hace 7 años así es que probablemente estoy tomando más mucuna que la mayoría de vosotros; no recomiendo que tomen tanto al empezar. Pero estoy realmente contento de haber reducido mi Sinemet un 80%. Estoy mucho mejor que hace año y medio. No tengo ningún efecto adverso. ES UNA VERGÜENZA que los médicos no la receten".

◊ "Cuando la mucuna con Sinemet entra en acción dejo de sentir dolores musculares, mis temblores desaparecen (sólo vuelven si me estreso), puedo caminar casi normal, sin bloqueos, etc. Diría que estoy un 80 % de lo normal. Puedo pasear, correr, ir en bicicleta, escribir casi normal, e siento muy bien, sin depresión, volviendo a disfrutar de la vida. Y una gran noticia: no he vuelto a estar estreñido".

◊ "Siempre intento tomarla con estómago vacío. Uso una pequeña batidora eléctrica para diluir los polvos y mastico el Sinemet. Sea como sea me funciona. Lo recomiendo encarecidamente".

◊ "Otro motivo para usar mucuna es que refuerza tu Sinemet cuando empieza a fallar, en lugar de tomar Comtan o Mirapexín, etc. Es algo que he pensado".

¿NADIE QUIERE AYUDARNOS?

◊ "¿No hay nadie que quiera venir a ayudarnos? Mucha gente lee este foro, ¿conoce alguien a un médico, un farmacólogo, un *herbolista comprensivo e incluso un buen químico que lo intente y ayude a un grupo de personas que luchan cada día por sus vidas, alguien que esté dispuesto a experimentar fuera del sistema, al menos para tratar de darnos otro tipo de vida?"*

◊ *"Me temo que la respuesta es no"* (responde otro paciente).

LO QUE REFLEJAN ESTOS FOROS

Como adelanté este capítulo no es mío, sólo he recopilado datos de los foros de parkinsonianos que cuentan sus experiencias con la mucuna.

Estas opiniones suyas, y otras más incisivas que no reproduzco, reflejan en general una mezcla de esperanza y de desesperación. A veces nos atacan a los médicos y a la industria farmacéutica insinuando una pasividad aliada con intereses económicos. Reclaman que de una vez se aclare en ensayos clínicos bien controlados las verdaderas propiedades de la mucuna para mejorar el tratamiento del párkinson.

Ojalá este libro pueda ayudar.

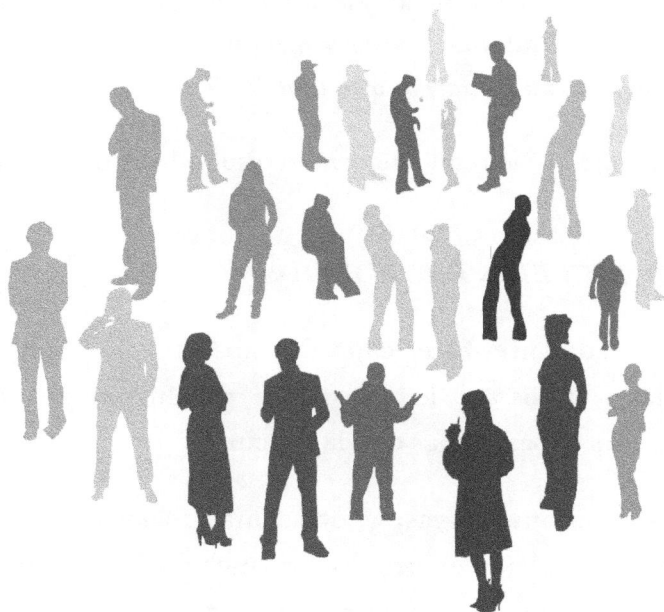

EN LA PRÁCTICA CADA CASO ES DIFERENTE

Es diferente si no tomó nunca levodopa, si la toma con carbidopa y entacapone, si usa selegilina o agonistas, la etapa evolutiva, las contraindicaciones médicas…

10. Cómo empezar a tomar mucuna: casos prácticos

Repito lo que he dejado claro a lo largo de este libro. Aunque me esfuerzo en fundamentarlas aquí expongo opiniones sobre la mucuna que son personales y, por tanto, discutibles, y no me responsabilizo de su aplicación directa sino que siempre deben consultarse con el médico habitual.

Con más motivo porque las pautas que se den sobre el uso de la mucuna siempre serán generales, orientativas, y deberán luego aplicarse a la situación clínica específica de un paciente concreto. Con estas premisas, paso a esbozar algunos supuestos prácticos.

LA MUCUNA NO ES PARA TODOS

La mucuna es un buen tratamiento suplementario en ciertos pacientes con enfermedad de Parkinson, pero no está indicada en todos los casos.

La cuestión no sería por posibles efectos secundarios, que afortunadamente suelen ser pocos, sino porque en ciertos estadios de la enfermedad ya no resultaría útil.

MUCUNA BAJANDO FÁRMACOS CONVENCIONALES

En la mayoría de pacientes que toman mucuna habrá que combinarla (con criterios médicos) con otros fármacos antiparkinsonianos. Sólo en algunos casos, sobre todo al comienzo, puede ser tratamiento único.

Lo aconsejable es ir combinando (con supervisión y gradualmente la mucuna con dosis más bajas de Sinemet u otros antiparkinsonianos convencionales[99].

Al final el paciente mejora tomando menos fármacos y tiene menos efectos secundarios. Ésa es una de las conclusiones de una extensa y pormenorizada revisión bibliográfica[99].

EN UNA PERSONA SIN PÁRKINSON

No la aconsejo como "preventivo" del Parkinson. Aunque tiene menos efectos secundarios que la sintética la levodopa natural de la mucuna es un "medicamento" y no debe usarse antes de tiempo.

DIAGNOSTICADO DE PÁRKINSON A LOS 55 AÑOS

Si se trata de un paciente joven, de menos de 60 años, el tratamiento ortodoxo es demorar en lo posible el uso de levodopa (Sinemet, Madopar, Stalevo) y se recurre a la selegilina (Azilect) o a los agonistas dopaminérgicos: Pramipexol (Mirapexín), Rotigotina (Neupro parches) o Ropirinol (Requip).

Si más adelante es necesaria la levodopa, podría plantearse la opción de comenzar con Mucuna porque provoca a largo plazo menos discinesias.

Aunque la rasagilina y selegilina son IMAO-B (incompletos), por precaución convendría retirarlos dos semanas antes. Y habría de disminuirse la dosis de agonista dopaminérgicos. En cualquier caso la mucuna se comenzaría en dosis muy bajas (preparados de 200 mg al 15 %) y subiendo gradualmente.

DIAGNOSTICADO DE PÁRKINSON CON 75 AÑOS

Si los primeros síntomas aparecen después de los 70 años, la estrategia de tratamiento cambia. En principio la enfermedad de Parkinson que comienza tarde suele ser más benigna y simplifica el tratamiento.

Por otro lado, en estos pacientes mayores, lo primero es confirmar que no hay problemas cardiacos o generales de otro tipo, y que no hay incompatibilidad con otros medicamentos (para hipertensión y otros) que normalmente utilizan.

A partir de esta edad yo prefiero evitar agonistas dopaminérgicos de entrada y empezar por levodopa a dosis bajas subiendo gradualmente.

Si se opta por la Mucuna, comenzaría por dosis muy bajas (preparados de 200 mg al 15 %) y subiendo gradualmente.

Si va bien puede intentar mejorarse la biodisponibilidad añadiendo un poco de carbidopa. En algunos países la carbidopa se vende por separado (Lodosyn).

En España no hay tabletas de carbidopa sola.

Habría que usar Sinemet Plus (que lleva más proporción de carbidopa), medio comprimido (12.5 mg de carbidopa y 50 mg de levodopa) y sustituir a la levodopa de mucuna que venía tomando: al principio yo sustituiría 100-150 mg de levodopa de Mucuna (un comprimido de 800 mg al 15%) por el medio Sinemet Plus, manteniendo el resto.

TODAVÍA NO EMPEZARON CON SINEMET

La levodopa sintética del Sinemet, Madopar o Stalevo la tomarán en cualquier momento de su vida prácticamente todos los parkinsonianos.

Encontramos pacientes que aún no usaron estos fármacos. Suele ser porque están en fases iniciales de la enfermedad o porque, aunque lleven meses diagnosticados, son jóvenes (menos de 60 años) y se ha preferido demorar el uso de levodopa sintética por temor a las complicaciones tardías (discinesias y otras) y, además, por mantener buena capacidad funcional, todavía no han necesitado agonistas u otros antiparkinsonianos.

Este grupo de pacientes que nunca usaron levodopa sintética (Sinemet, Madopar, Stalevo) son potenciales candidatos a ensayar respuesta a la levodopa natural con extractos de semilla de mucuna. El sentido común dice que, puestos a empezar en algún momento con la levodopa (que es el tratamiento más eficaz) es válido optar por su forma natural antes que por la sintética.

El tratamiento se iniciaría con extractos de semillas de mucuna en fórmulas de concentración baja (15%) y con poca cantidad. Una vez que estemos seguros de que se tolera bien (aunque aún puede no notarse el efecto) se iría subiendo gradualmente según la respuesta del paciente y el criterio de su médico.

YA TOMAN SINEMET O MADOPAR EN DOSIS BAJAS

Si la dosis de Sinemet o Madopar es muy baja, 100 a 300 miligramos diarios, y llevan poco tiempo con esta medicación, en pacientes que cumplan ciertas condiciones, podría plantearse ir cambiando gradualmente a extractos de mucuna.

Se trata de ir sustituyendo la levodopa sintética por la levodopa natural de la mucuna, pero el problema es más complejo por la carbidopa o benserazida que vienen tomando.

Si el paciente está funcionalmente bien, e incluso puede prescindir en poco tiempo del Sinemet o el Madopar que tomaba en dosis muy bajas, quizá valga la pena esperar a expensas de un periodo de empeoramiento motor, y hacer el cambio a mucuna tras dejarlo sin los fármacos.

YA TOMAN SINEMET O MADOPAR EN DOSIS MEDIAS

Pero lo habitual es que no puedan prescindir tan rápido de la levodopa sintética, sobre todo porque viene con carbidopa o benserazida.

En estos casos se puede usar medios comprimido de Sinemet Plus 25/100 (nunca Sinemet 25/250 porque la proporción complica aún más), o cuartos de Madopar para que aporten un poco de carbidopa y un poco de levodopa sintética que se sumaría a la levodopa natural que aporte la mucuna.

Y aquí viene el problema que debe resolver el neurólogo: la levodopa de la mucuna es aproximadamente tres veces más potente que la sintética pero la relación cambia cuando se añade carbidopa a una y a otra.

Las dosis que recomiendan los prospectos de mucuna asumen que no se está tomando carbidopa (ni otros parkinsonianos) y, por tanto, serían elevadas para los que siguen esos tratamientos.

También pueden confundir la mayoría de ensayos clínicos que han comparado Sinemet o Madopar con extractos de mucuna que llevan levodopa natural pero sola, sin carbidopa ni benserazida (aunque la planta puede aportar sustancias desconocidas de efecto similar pero más suave).

Y luego está la idiosincrasia del paciente: unos responden más que otros, o antes o después. El tema es en teoría complejo y aquí es imprescindible la colaboración del paciente y un ajuste perfecto por parte del neurólogo, una verdadera "*ars medica*" para la estrategia de cambio de tratamiento.

Afortunadamente, la experiencia no muestra grandes problemas: con la venta libre por Internet, el desconocimiento de los pacientes y el desapego de los médicos por esta cuestión, deberían haberse registrado cientos de complicaciones médicas y, de momento, no tengo noticia de ello.

VIENEN TOMANDO STALEVO

En teoría podría también sustituirse parte de la levodopa sintética del Stalevo por su equivalente (cambiando proporciones) de la levodopa que lleva la mucuna. Pero tendríamos que resolver todas las cuestiones planteadas en el apartado anterior con Sinemet y Madopar (por la carbidopa) y con el problema añadido del entacapone: al inhibir también la COMT aumenta la eficiencia de la levodopa de mucuna y el resultado es menos previsible.

En los foros algunas de las molestias más frecuentes se comentan entre los que toman Stalevo con la planta. No conozco estudios clínicos que comparen la mucuna con Stalevo (levodopa + carbidopa + entacapone). Por ello, mientras no se hagan, aconsejo que, si el paciente y su médico están de acuerdo, primero se sustituya Stalevo (al menos una parte) por el equivalente en Sinemet y, en un segundo tiempo, se podría plantear la cuestión como en el apartado anterior.

LOS QUE TOMAN RASAGILINA Y SINEMET

Salvo casos concretos, la selegilina ha sido desplazada por la rasagilina, de acción similar pero más específica. Son inhibidores tipo B de la enzima MAO (monoamino-oxidasa) lo que, entre otras cosas, hace más eficaz la dopamina cerebral.

La rasagilina y selegilina parece que también son neuroprotectoras, y por ello se ha recomendado desde el principio de la enfermedad, especialmente en jóvenes, aparte de la mejoría motora que producen en algunos pacientes.

Al final de la enfermedad y en pacientes ancianos la rasagilina y selegilina(100) complican los tratamientos. Sobre todo aumenta efectos adversos (hipotensión y discinesias) cuando se combina con Stalevo (levodopa+carbidopa+entacapane) sin aportar beneficio respecto a Stalevo solo, y poco sobre Sinemet.

Demasiados enzimas inhibidos: la carbidopa frena la dopadecarboxilasa, el entacapone frena la catecol-orto-metil-trasferasa, y la selegilina o rasagalina inactivan la monoamino-oxidasa. Ya sólo falta que tomen algún antidepresivo tipo inhibidor de la recaptación de serotonina para que se complique el metabolismo cerebral alrededor de la dopamina.

El sentido común o si se quiere la intuición me hacen huir de tanto artificio y, aunque la selegilina y rasagilina no son contraindicaciones absolutas, ni siquiera una base teórica firme, yo sugiero retirarlas si se va a usar mucuna. Creo que el supuesto beneficio de la selegilina sería leve y prefiero evitar riesgos. Al menos mientras no haya estudios concretos.

TOMAN SOLAMENTE RASAGILINA (O SELEGILINA)

En pacientes jóvenes lo habitual es que, para retrasar el inicio de levodopa con Sinemet o Madopar, se venga utilizando Rasagilina o Selegilina y con este fármaco, se mantienen uno a tres años, vírgenes de levodopa.

En el subapartado anterior, sería prudente retirar el Azilect o Plurimen al inicio de la mucuna. Pero si tienen que estar varios días sin este fármaco que les viene funcionando bien argumentan con razón que lo pasarán mal ese tiempo.

Mi propuesta es ensayar primero con dosis muy bajas de levodopa "sintética" combinada con carbidopa o benserazida: medio comprimido de Sinemet Plus (o un cuarto de Madopar), equivalente a 50 mg de levodopa con su proporción de carbidopa (o benserazida) mientras reduzco a medio comprimido de Rasagilina (o de Plurimen) varios días antes de suprimirlo.

Así, en esos días en que estarán con medio Sinemet Plus no echarán en falta el fármaco que venían tomando (de acción más débil) y, sobre todo, conoceremos cómo tolera la levodopa "normal", con la ventaja de que los efectos indeseables serán mínimos o inexistentes porque la carbidopa (o benserazida) elimina la acción periférica cardiovascular e intestinal.

En un segundo tiempo, se sustituirá Sinemet o Madopar por dosis bajas de mucuna según expliqué en el apartado correspondiente.

TOMAN SÓLO AGONISTAS DOPAMINÉRGICOS

Este grupo es numeroso. Suelen ser pacientes en los que la enfermedad comenzó antes de los 60 años, en los que se ha retrasado el tratamiento con levodopa por temor a las complicaciones tardías y que, con mayor o mejor capacidad funcional, se han venido manteniendo con agonistas dopaminérgicos.

En general, si la dosis de agonistas que toman es baja habrá menos problemas para comenzar con dosis bajas de mucuna, aunque antes el neurólogo deberá ajustar (a la baja) la dosis. En todos ellos hay tendencia a hipotensión ortostática lo que se tendrá en cuenta cuando se añade levodopa, sea natural o sintética.

También es importante el tipo de agonista. La rotigotina (Neupro) es uno de mis agonistas preferidos. En teoría no habría contraindicaciones para que, bajo supervisión médica, se combinen los parches con mucuna. Pero todavía no he encontrado ninguna publicación con esta asociación. Posiblemente aparecerán pronto.

Pramipexol (Mirapexín) o Ropirinol (Requip) tomaban algunos pacientes en los que se han dado dosis altas de mucuna, y no se vieron efectos adversos significativos.

Parece pues que, si se deciden por ensayar la mucuna, estos pacientes que vienen siendo tratados con Mirapexín o Requip podrían empezar con dosis bajas y lentamente progresivas a criterio del neurólogo, que, posiblemente por mayor seguridad, disminuiría previamente la dosis del agonista.

LOS QUE TOMAN AMANTADINE

En su origen fue antigripal y tiene funciones como agonista parcial de características especiales y se puso de moda como tratamiento en algunos parkinsonianos que no respondían a otros fármacos. También se le supone eficacia contra las discinesias.

En ensayos clínicos se ha dado dosis grandes de mucuna a pacientes tratados con amantadine sin encontrarse ningún efecto adverso relevante.

Yo creo que, si se va a usar mucuna, cuantos menos factores de interacción existan es mejor. Podría plantearse antes si realmente el amantadine es imprescindible para ese paciente concreto pues suele perder eficacia con el paso del tiempo. Si el amantadine apenas mejora al paciente preferiría retíralo (gradualmente) antes de la mucuna.

LOS QUE YA COMBINAN STALEVO Y RASAGILINA

No aconsejo mezclar mucuna con Stalevo y Rasagilina, al menos de entrada. El sentido común dice que son demasiados inhibidores enzimáticos: de la monoamino-oxidasa (rasagilina o selegilina), de la COMT o catecol-orto-metil-transferasa (entacapone) y de la descarboxilasa (carbidopa). Todos los neurólogos vemos pacientes que combinan levodopa, carbidopa, entacapone y rasagilina pero este cuarteto suele dar más problemas adversos[100]. Esa es mi experiencia y, si puedo, lo evito.

Si se decide ensayar mucuna recomiendo suprimir primero la rasagilina y luego proceder como comenté en el apartado del Stalevo.

LOS QUE SE TRATARON CON APOMORFINA

No hay experiencia con el uso de mucuna y pacientes con apomorfina aparte de que cuando el paciente requiere este fármaco (como *pen-ject*, y más en infusión por bomba) la enfermedad está muy avanzada y las expectativas de mejoría con extractos son mínimas. Lo desaconsejo.

POLIMEDICADOS Y MUCHOS AÑOS DE PARKINSON

Es frecuente que, después de muchos años sufriendo la enfermedad de Parkinson, se recurra a la mucuna (o a otras técnicas supuestamente milagrosas) buscando un remedio a la desesperada.

Precisamente estos casos son poco recomendables para usar mucuna porque la enfermedad ya está muy avanzada, hay muchos otros fármacos importantes que no se pueden retirar y si el estado general del paciente es malo no es el momento de hacer "experimentos".

En algunos casos concretos puede ensayarse dosis aisladas de mucuna en fase "off", como "rescate" del bloqueo, pero el médico deberá ponderar la relación entre beneficio previsto y posibles interacciones.

LOS QUE TOMAN OTROS FÁRMACOS

En pacientes con varias enfermedades o con muchos fármacos debe evitarse tomar mucuna. Aparte de las reacciones e interacciones contrastadas hay posibilidad de otras desconocidas todavía. Hasta que no se disponga de más ensayos clínicos contrastados desaconsejo usar mucuna en estos casos.

LA MUCUNA SÓLO COMO DOSIS DE "RESCATE"

Es una posibilidad lógica y real. En pacientes con muchos años de Parkinson y varios medicamentos cabe la opción de tomar la mucuna como un suplemento "de vez en cuando", cuando les da el bajón.

Lo comentaba uno de los pacientes en el foro, según recogí en el capítulo 9, en el subapartado "Los que toman mucuna de vez en cuando".

AÑADIR CARBIDOPA A LA MUCUNA

La carbidopa mejora la levodopa sintética en el Sinemet evitando efectos secundarios periféricos (náuseas, taquicardia) y mejorando su eficacia.

Pues bien, la carbidopa mejora todavía más a la mucuna: aminora los ya leves efectos secundarios y la hace el doble o triple de potente.

Este efecto hay que tenerlo en cuenta cuando un parkinsoniano combina mucuna y Sinemet (o Madopar o Stalevo): la carbidopa de estos fármacos actuará también sobre la levodopa natural de la mucuna lo que la hará más efectiva (y habrá que disminuir la dosis teórica).

¿Y si no toma Sinemet ni los otros fármacos? Entonces la levodopa de la mucuna puede ser insuficiente. Son los pacientes que se quejan de que "no le hace nada" y la causa es que la descarboxilasas la elimina rápidamente de la sangre, sin tiempo para que una cantidad suficiente llegue al cerebro.

La solución: añadir a la mucuna la carbidopa que en algunos países se vende por separado (se llama Lodosyn).

¿Y si no se dispone de Lodosyn? Pues cabe la opción de tomar medio Sinemet Plus (12.5 mg de carbidopa) y restarle lo que lleva de levodopa sintética (50 mg) a la levodopa que proporciona la mucuna, teniendo en cuenta que ahora será más potente.

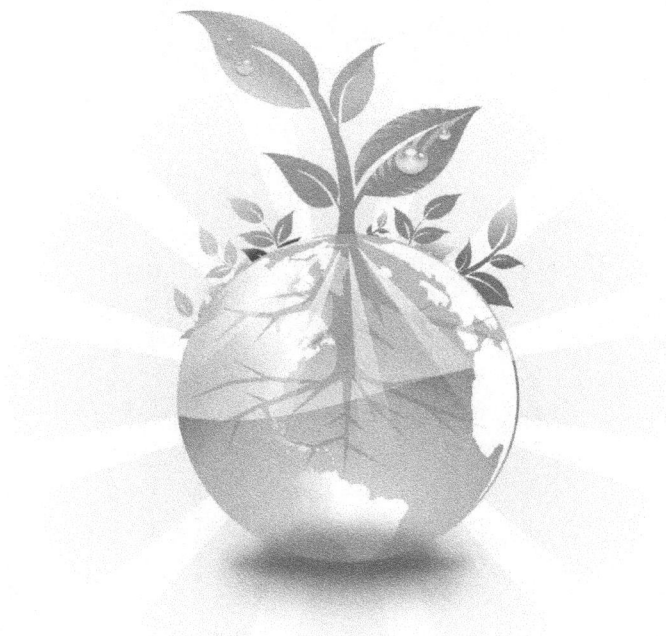

EL FUTURO DE LA MUCUNA

Espero que nuevos ensayos clínicos con mucuna avalen su eficacia en el tratamiento de la enfermedad de Parkinson. Será muy útil dispones de levodopa natural más eficaz y con menos efectos dañinos a corto y largo plazo.

11. El futuro de la mucuna

El futuro de la mucuna empieza por saber qué piensan hacer los que han patentado sus extractos y la industria farmacéutica que puede apoyarles.

En los foros de Internet se elucubra y hay algunas opiniones que no comparto. No creo que se intente dejar "aparcado" el desarrollo de esta levodopa natural que tantos beneficios pudiera proporcionar a los pacientes.

La levodopa natural de la mucuna además de ser muy barata (una vez que nace la planta es difícil erradicarla), es más eficaz y menos tóxica que la levodopa sintética que nos están vendiendo. Así es que sería inhumano no alentar su investigación.

Y por qué en diez años (desde que se presentó la primera patente) no han seguido haciéndose suficientes ensayos clínicos.

Parece el tema de "El perro del hortelano": que ni come ni deja comer.

No he encontrado ninguna explicación de los neurólogos implicados ni de ningún laboratorio.

Qui prodest?, viejo aserto latino que sirve para las películas en que se busca un culpable: ¿A quién beneficia que no se investigue.

Porque mientras no se hagan ensayos clínicos adecuados el uso de la mucuna seguirá siendo casi clandestino y, además, basado en experiencias propias limitadas y sin suficiente rigor. Para establecer normas generales de uso de la levodopa natural necesitamos ensayos rigurosos con buenos protocolos que den fundamento y seguridad a lo que hasta ahora son meras conjeturas o experiencias personales.

La levodopa se descubrió por el atracón de habas de Gugenheim. Está claro que hay levodopa natural (mejor que la sintética) en las habas, y mucho más en las habas tropicales como la Mucuna. Espero que pronto se avance en esta línea. Los pacientes lo necesitan.

LA CARBIDOPA Y AMINOÁCIDOS DE DIETA

Y el perfil personal enzimático de cada paciente: a unos les sienta mejor la carbidopa y a otros la benserazida. Y puede haber otros inhibidores de la deScarboxilasa (en la mucuna o en otras fuentes) que pueden ser idóneos para algunos.

Igualmente, los diferentes aminoácidos y nutrientes de la dieta de cada parkinsoniano interactúan con la levodopa (sintética o natural) en modo aún desconocido, pero sabemos que influyen en su biodisponibilidad y eficacia clínica. Ése es un campo de investigación en que se está avanzando.

LA LEVODOPA DE LOS POBRES: MUCUNA

En África y en algunas zonas del Caribe he visto a parkinsonianos muy deteriorados, que no se tratan con levoopa porque no pueden costearse Sinemet ni Madopar, ni mucho menos Stalevo. Ni ellos ni su gobierno pueden enfrentar ese gasto.

Y sin embargo en sus países la levodopa está por todas partes, hay mucuna que crece espontáneamene y se propaga tan rápido que incluso hay que arrancarla para que no invada otros cultivos. Y contiene mucha levodopa, ese tesoro para los parkinsonianos que viven en el tercer mundo, y la necesitan para vivir mejor y para vivir más años. Es completamente injusto.

Un estudio muy reciente (Congreso de Estocolmo de junio 2014)[101] lo plantea como opción: utilizar la levodopa de mucuna que es barata en los países que no pueden costear Sinemet, Madopar o Stalevo.

NEURÓLOGOS EN GHANA Y ZAMBIA

Es loable la actuación de estos neurólogos que han abierto clínicas para parkinsonianos en Ghana y Zambia donde llevan atendidos a más de 100 pacientes. Allí no pueden dar Sinemet porque cuesta un dólar y medio por día, y sin embargo la *mucuna pruriens* crece espontáneamente.

Pues bien, con la colaboración de la administración local han comenzado a usar sistemáticamente las semillas de mucuna (usan hasta 12 tipos diferentes) después de cocerlas para eliminar sustancias antinutrientes. Dan la mucuna sin métodos de extracción especiales; tampoco pueden asociar carbidopa, y ya han obtenido los primeros resultados: los niveles de levodopa en sangre demuestran la absorción de levodopa.[101] [102]

Los pacientes responden aunque con tan primitivo sistema han tenido algunos efectos secundarios: náuseas, sequedad de boca, hipotensión ortostática.[102]

ES DE JUSTICIA QUE SE ESTUDIE ESTA OPCIÓN

La iniciativa de estos pioneros del tratamiento con mucuna en África es prometedora. Es que no hay que pensarlo, sólo regular esa situación. ¿Qué es lo que puede frenar esas acciones humanitarias?

Deben ampliarse los estudios sobre mucuna en el Parkinson. Y luego regalar extractos de mucuna a los parkinsonianos con pocos recursos en países pobres. Podría ser que los médicos y enfermos de Occidente... terminemos imitándoles.

¿POR QUÉ ES TAN CARA EN OCCIDENTE?

La mucuna es muy barata y aquí cuesta más que el Sinemet o Madopar, entre otras porque hay que comprarla por Internet.

Siendo la mucuna una planta de crecimiento vigoroso y hasta invasivo no se comprende que en Occidente resulte tan cara cuando se toma a las dosis realmente eficaces.

Depende también del preparado que se compre y dónde. He hecho cálculos según número de cápsulas, contenido y precio y las diferencias son enormes. Un gramo de levodopa (lo que llevan 10 tabletas de Sinemet Plus) cuesta en extractos de mucuna entre 1 y 15 euros (¡quince veces más en una marca que en otra!).

¿POR QUÉ LOS NEURÓLOGOS NO LA RECETAN?

En primer lugar los neurólogos no la consideran un medicamento completamente avalado y comercializado como fármaco (aunque la Zandopa sí está registrada como tal). Y tienen razón por tanto en no recetarla. Añádase que no la subvenciona el sistema público.

Lo que resulta menos explicable es por qué suelen negarse hasta a hablar de ello con el parkinsoniano. Influye el escaso tiempo disponible y que los médicos estamos muy sensibilizados ante el típico paciente que viene a preguntarnos con una larga lista de "cosas que ha visto en Internet".

También influye que, no sé por qué motivo, ante un tratamiento tan prometedor no se han continuado los estudios clínicos que serían necesarios.

Hay una explicación más. Actualmente, con los datos disponibles, es difícil comprender el significado real de la mucuna como opción complementaria en la enfermedad de Parkinson.

Y las conversiones de concentraciones y de dosis son algo complicadas en la práctica. Por eso lo habitual es seguir los caminos trazados por la ortodoxia. Pero creo que estamos retrasando los predecibles beneficios de la mucuna.

LA MUCUNA Y DERIVADOS DE LAS PLANTAS

Las estrategias de tratamiento futuro de la enfermedad de Parkinson son muy amplias y los caminos muy variados.

En relación al tema de este libro quiero destacar que, entre las terapéuticas futuras ya ocupa un lugar destacado la búsqueda de factores nutricionales que modifican la evolución de la enfermedad de Parkinson y el descubrimiento de nuevos componentes bioactivos en las plantas y fitoderivados. La mucuna sería una pieza clave en este horizonte. Como ejemplo, que parece paradigmático, lean el siguiente apartado que es un relato personal de un paciente.

QUÍMICO CON PÁRKINSON QUE TOMA MUCUNA

El presidente de la Sociedad de Parkinson de la India, D. Deo es químico y padece la enfermedad. Con ayuda de un colega se hizo sus propios extractos de mucuna que toma hace años, y en un congreso presentó su experiencia que reproduzco literalmente:

"Como experimento comencé a usar mucuna y en pocos días se estabilizaron mis movimientos. Gradualmente pude reducir el 70 % de mi dosis diaria de levodopa-carbidopa y comencé a sentirme mejor".

"Consumir levodopa natural nunca me ha producido ningún efecto adverso".

"El único inconveniente es que necesitaba tomar grandes cantidades del polvo de mucuna. Con ayuda de un prestigioso químico aislé la levodopa extrayéndola con un método de disolución y en los dos últimos años este líquido ha dado resultados alentadores".

"Pienso que me ha ayudado a detener la progresión de mi enfermedad. Presenté mi experiencia en un congreso de la Asociación de Enfermedad de Parkinson después de lo que muchos pacientes vinieron a ensayar esta medicina natural y ahora agradecen los beneficios que obtuvieron".

"Ahora yo suministro gratis la mucuna a los necesitados. A través de la Asociación de Parkinson contacté con los principales neurólogos de India que tomaron gran interés en extender el uso de esta medicina complementaria".

"Mi propósito de propagarla tiene dos fundamentos: reduce mucho el coste de los medicamentos (eso es una gran bendición para los muchísimos pacientes pobres de mi país) y, más importante todavía, la mucuna mejora sin efectos adversos"[77].

LOS PACIENTES PUEDEN AYUDAR MUCHO

La persona con párkinson suele ser inteligente y observadora, está informado sobre la enfermedad y, especialmente, conoce muy bien cómo le va con los distintos tratamientos.

La experiencia de los pacientes, incluyendo sus opiniones (que se pueden luego relativizar) y sus impresiones subjetivas sobre los efectos de tal o cual tratamiento son bazas importantísimas para que sigamos conociendo la enfermedad de Parkinson. Yo he aprendido mucho escuchando a estos pacientes, y me jacto de ello. Propongo que cuenten a su médico las impresiones de los tratamientos con mucuna, y que también las comenten en foros, aunque sin dar consejos a otros, sólo describiendo las experiencias propias.

Todos tenemos que seguir aprendiendo. Los pacientes que usan mucuna me harán un favor si me envían sus comentarios por *email*: rafael@gonzalezmaldonado.com

Gracias.

COMPRAR MUCUNA y CONSULTAS

La oferta es muy amplia y la información confusa. Nunca se tomará mucuna sin control de su médico.

Mis enlaces para consultas generales o personales:

www.mucuna.es

www.parkinson-mucuna.com

www.neurologo.biz

12. Comprar mucuna *online* y consultas

Repito que comprar y consumir mucuna requiere el control de un neurólogo y asesoramiento directo de su médico habitual.

En Internet la mucuna es un negocio muy rentable pues se vende como producto de parafarmacia por lo que no necesita receta. La oferta de productos con mucuna es inmensa y el consumidor puede perderse entre los productos en polvo, gotas, cápsulas o tabletas por lo que en el capítulo 8 he resumido las principales y el 9 he dado algunas pautas generales.

Hay que comprobar el origen y el destino. En la venta online en muchas ocasiones las aduanas bloquean los productos comprados en línea. En Estados Unidos no hay dificultad para conseguir cualquier tipo de producto pero no se pueden adquirir desde Europa.

Por ahora sólo algunas casas europeas, remiten mucuna por Internet, generalmente son de origen o ubicación en Francia (la delegación francesa de Amazon) o Andorra (algunas farmacias). En España también hay algunas farmacias (en Barcelona fueron pioneras) y otras casas han abierto delegación.

La legislación ha cambiado recientemente y desde 2015 se pueden pedir fármacos antiparkinsonianos que no se venden en España y precisan receta desde algunas farmacias con ubicación física que hayan pedido la homologación. En ellas, obviamente será más fácil conseguir mucuna que no precisa prescripción médica.

Por ahora (verano 2014) las opciones principales para el que quiera comprar mucuna en España las describí con las diferentes marcas y presentaciones (capítulo 8) y aquí las resumo.

ESTADOS UNIDOS

No hay problemas para obtener casi cualquier preparado de mucuna incluidos los de baja dosis que se venden como complementos dietéticos y son ideales para comenzar.

EUROPA

En Francia y Andorra hay posibilidad de conseguir preparados de mucuna desde 50 a 120 miligramos por cápsula. Suelen enviarlo a España sin problemas.

ESPAÑA

Ebay es una opción para cualquier producto pero lo desaconsejo salvo que se tenga absoluta confianza en el proveedor y que se entregue con envase intacto.

De Estados Unidos pueden visitarse muchas webs para obtener información y hacer comparaciones pero difícilmente enviarán mucuna.

Puede conseguirse extractos de mucuna fabricados en Alemania y Francia, pero sólo los envían desde Francia o Andorra. Hay varios disponibles en Amazon-Francia.

Algunas empresas online tienen ya delegación en España (Anastore, Biovea, Carethy) y pueden conseguirse en 3-4 días. En algunas farmacias de Barcelona puede obtenerse y será más fácil a partir de 2015.

ENLACES RECOMENDADOS Y CONSULTAS

www.mucuna.es

www.parkinson-mucuna.es

Las direcciones para comprar mucuna cambian o se amplían a diario. En mis páginas www.mucuna.es y www.parkinson-mucuna.com describo las presentaciones más recomendables y los proveedores contrastados advirtiendo de nuevo que nunca debe tomarse la mucuna sin control médico. En esas páginas webs intentaré mantener la información actualizada.

Si tienen alguna duda o consulta para casos concretos pueden visitar también mi web profesional:

www.neurologo.biz

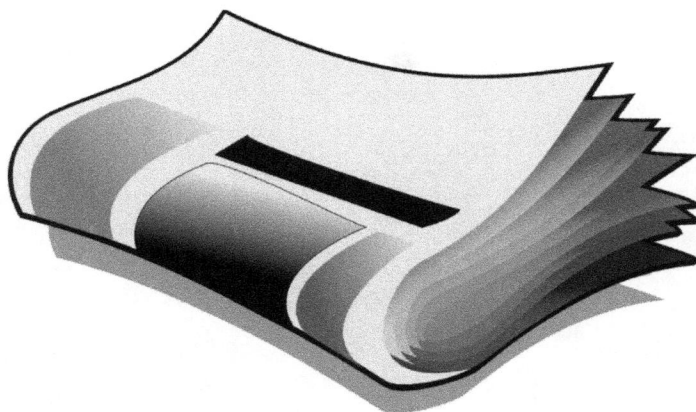

Bibliografía científica y seleccionada sobre la *mucuna pruriens* que he incluido a lo largo de este libro.

Bibliografía

1. **Guggenheim M.** *Dioxyphenylalanine, a new amino acid from Vicia faba.* Z Physiol Chem 1913; 88:276.

2. **Hornykiewicz O.** *A brief history of levodopa.* J Neurol 2010; 257:S249-252.

3. **Hornykiewicz O.** *L-DOPA: from a biologically inactive amino acid to a successful therapeutic agent.* Amino Acids 2002; 23:65-70.

4. **Salat D, Tolosa E.** *Levodopa in the treatment of Parkinson's disease: current status and new developments.* J Parkinsons Dis 2013; 3:255-269.

5. **Soares AR et al.** *The role of L-DOPA in plants.* Plant Signal Behav 2014; 4:9. pii: e28275.

6. **Guidotti BB et al.** *The effects of dopamine on root growth and enzyme activity in soybean seedlings.* Plant Signal Behav 2013; 8.pii: e25477.

7. **Rehr SS, Janzen DH, Feeny PP.** *L-dopa in legume seeds: a chemical barrier to insect attack.* Science 1973; 181:81-82.

8. **Tomita-Yokotani K et al.** *Fate of allelopathic substances in space--allelopathy of velvet bean plant and gravity.* Biol Sci Space 2004; 18:91.

9. **Fujii Y.** *Allelopathy in the natural and agricultural ecosystems and isolation of potent allelochemicals from Velvet bean (Mucuna pruriens) and Hairy vetch (Vicia villosa).* Biol Sci Space 2003; 17:6-13.

10. **Ramya KB, Thaakur S.** *Herbs containing L- Dopa: An update.* Anc Sci Life 2007; 27:50-55.

11. **Spengos M, Vassilopoulos D.** *Improvement of Parkinson's disease after Vicia faba consumption.* Book of Abstracts, Ninth International Symposium on Parkinson's disease. 1988;46.

12. **Rabey JM et al.** *Improvement of parkinsonian features correlate with high plasma levodopa values after broad bean (Vicia faba) consumption.* J Neurol Neurosurg Psychiatry 1992; 55:725-727.

13. **Rabey JM et al.** *Broad bean (Vicia faba) consumption and Parkinson's disease.* Adv Neurol 1993; 60:681-684.

14. **Mehran SM.** *Simultaneous determination of levodopa and carbidopa from fava bean, green peas and*

green beans by high performance liquid gas chromatography. J Clin Diagn Res 2013; 7:1004-1007.

15. **Brod LS, Aldred JL, Nutt JG.** *Are high doses of carbidopa a concern? A randomized, clinical trial in Parkinson's disease.* Mov Disord 2012; 27:750-753.

16. **Durso R et al.** *Variable absorption of carbidopa affects both peripheral and central levodopa metabolism.* J Clin Pharmacol 2000; 40:854-860.

17. **Kempster PA et al.** *Motor effects of broad beans (Vicia faba) in Parkinson's disease: single dose studies.* Asia Pac J Clin Nutr 1993; 2:85-89.

18. **Vered Y et al.** *Bioavailability of levodopa after comsumption of Vicia faba seedlings by Parkinsonian patients and control subjects.* Clin Neuropharmacol 1994; 17:138-146.

19. **Goyoaga C et al.** *Content and distribution of vicine, convicine and L-DOPA during germination and seedling growth of twoVicia faba L. varieties.* Europ Food Research Techn 2008; 227: 1537-1542.

20. **Kirakosyan A et al.** *The production of L-dopa and isoflavones in seeds and seedlings of different cultivars of*

Vivia faba L. (fava bean). Evidence-Based Integrative Medicine 2004; 1:131-135.

21. **Ramírez-Moreno JM, Salguero I, Romaskevych O, Durán, MC.** *Consumo de habas (Vicia faba) y enfermedad de Parkinson: una fuente natural de L-dopa a tener en cuenta.* Carta al editor. Neurología 2013. doi:10.1016/j.nrl.2013.08.006.

22. **Ladha SS, Walker R, Shill, HA.** *Case of neuroleptic malignant-like syndrome precipitated by abrupt fava bean discontinuance.* Mov Disord 2005; 20:630-631.

23. **Apaydin H, Ertan S, Ozekmekçi, S.** *Broad bean (Vicia faba)--a natural source of L-dopa--prolongs "on" periods in patients with Parkinson's disease who have "on-off" fluctuations.* Mov Disord 2000; 15:164-166.

24. **Holden, K.** *Fava Beans, Levodopa, and Parkinson's Disease.* http://www.scienzavegetariana.it/nutrizione/favabeans.html.

25. **Raguthu L, Varanese S, Flancbaum L, Tayler E, Di Rocco A.** *Fava beans and Parkinson's disease: useful 'natural supplement' or useless risk? .* Eur J Neurol. 2009; 16:e171.

26. **Katzenschlager R et al.** *Mucuna pruriens in Parkinson's disease: a double blind clinical and pharmacological study.* J Neurol Neurosurg Psychiatry 2004; 75:1677.

27. **Damodaran M, Ramaswamy R.** *Isolation ol L-dopa from the sedes of Mucuna pruriens.* Biochem J 1937; 31:2149-2451.

28. **Agostini K, Sazima M. Galetto L.** *Nectar production dynamics and sugar composition in two Mucuna species (Leguminosae, Faboideae) with different specialized pollinators.* Naturwissenschaften 2011; 98:933-942.

29. **Brunner B, Beaver J, Flores L.** *Mucuna.* http://prorganico.info/ mucuna.pdf.

30. **Madzimure J et al.** *Performance of Mashona doelings supplemented with different levels of velvet bean (Mucuna pruriens L. DC. var. utilis) seed meal.* Trop Anim Health Prod 2014; 46:901-904.

31. **Vadivel V et al.** *Evaluation of velvet bean meal as an alternative protein ingredient for poultry feed.* Animal 2011; 5:67-73.

32. **Tse GG et al.** *Case of Levodopa Toxicity from Ingestion of Mucuna gigantea.* Hawaii J Med Public Health 2013; 72: 157–160.

33. **Lieu CA et al.** *The Antiparkinsonian and Antidyskinetic Mechanisms of Mucuna pruriens in the MPTP-Treated Nonhuman Primate.* Evid Based Complement Alternat Med 2012; 2012:840247.

34. **Manyam BV, Dhanasekaran M, Hare TA.** *Effect of antiparkinson drug HP-200 (Mucuna pruriens) on the central monoaminergic neurotransmitters.* Phytother Res 2004; 18:97-101.

35. **Manyam BV, Dhanasekaran M, Hare TA.** *Neuroprotective effects of the antiparkinson drug Mucuna pruriens.* Phytother Res 2004; 18:706-712.

36. **Burgess, S, Hemmer, A y Myhrman, R.** *Examination of raw and roasted Mucuna pruriens for tumerogenic substances.* Tropical and Subtropical Agroecosystems 2003; 1:287–293.

37. **Der Giessen RV, Olanow W, Lees A, Wagner H.** *Method for preparing Mucuna pruriens see extract.* United States Patent, US 7,470,441 B2, Dec. 30, 2008.

38. **Kuber R, Thaakur S.** *Herbs containing L-Dopa: an update.* Ancient Science of Life 2007; XXVII:50-55.

39. **Randhir R, Kwon YI, Shetty K.** *Improved health-relevant functionality in dark germinated Mucuna pruriens sprouts by elicitation with peptide and phytochemical elicitors.* Bioresour Technol 2009;100:4507-4514.

40. **Pras N et al.** *Mucuna pruriens: improvement of the biotechnological production of the anti-Parkinson drug L-dopa by plant cell selection.* Pharm World Sci 1993; 15:263-268.

41. **Raghavendra S et al.** *Enhanced production of L-DOPA in cell cultures of Mucuna pruriens L. and Mucuna prurita H.* Nat Prod Res 2012; 26:792-801.

42. **Chattopadhyay S, Datta SK, Mahato SB.** *Production of L-DOPA from cell suspension culture of Mucuna pruriens f. pruriens.* Plant Cell Rep 1994; 13:519-522.

43. **Aguilera Y et al.** *Changes in nonnutritional factors and antioxidant activity during germination of nonconventional legumes.* J Agric Food Chem 2013; 61:8120-8125.

44. **Uma S, Gurumoorthi P.** *Dietary antioxidant activities in different germplasms of Mucuna.* J Med Food 2013; 16:618-24.

45. **Woodson RE et al.** *Rauwolfia: Botany, Pharmacognosy, Chemistry and Pharmacology.* Little Brown & Co, Boston 1957.

46. **Dev S.** *Ancient-modern concordance in Ayurvedic plants: some examples.* Env Health Perspect 1999; 107:783-789.

47. **Alleman RJJr et al.** *A blend of chlorophytum borivilianum and velvet bean increases serum growth hormone in exercise-trained men.* Nutr Metab Insights 2011; 4:55-63.

48. **Obogwu MB, Akindele AJ, Adeyemi OO.** *Hepatoprotective and in vivo antioxidant activities of the hydroethanolic leaf extract of Mucuna pruriens (Fabaceae) in antitubercular drugs and alcohol models.* Chin J Nat Med 2014; 12:273-283.

49. **Majekodunmi SO et al.** *Evaluation of the anti-diabetic properties of Mucuna pruriens seed extract.* Asian Pac J Trop Med 2011; 4:632-636.

50. **Dharmarajan SK y Arumugam KM.** *Comparative evaluation of flavone from Mucuna pruriens and coumarin from Ionidium suffruticosum for hypolipidemic activity in rats fed with high fat diet.* Lipids Health Dis 2012; 11:126.

51. **Pant MC et al.** *Blood sugar and total cholesterol lowering effect of Glycine soja (Sieb and Zucc.), Mucunapruriens (D.C.) and Dolichos biflorus (Linn.) seed diets in normal fasting albino rats.* Indian J Med Res 1968; 56:1808-1012.

52. **Grover, JK, Rathi, SS y Vats, V.** *Amelioration of experimental diabetic neuropathy and gastropathy in rats following oral administration of plant (Eugenia jambolana, Mucuna pruriens and Tinospora cordifolia) extracts.* Indian J Exp Biol 2002; 40:273-276.

53. **Golbabapour S et al.** *Acute toxicity and gastroprotective role of M. pruriens in ethanol-induced gastric mucosal injuries in rats.* Biomed Res Int 2013; 2013: 974185.

54. **Suresh S, Prakash, S.** *Effect of Mucuna pruriens (Linn.) on sexual behavior and sperm parameters in streptozotocin-induced diabetic male rat.* J Sex Med 2012; 9:3066-3078.

55. **Suresh S, Prithiviraj E, Prakash S.** *Dose- and time-dependent effects of ethanolic extract of Mucuna pruriens Linn. seed on sexual behaviour of normal male rats.* J Ethnopharmacol 2009; 122:497-501.

56. **Singh AP et al.** *Mucuna pruriens and its major constituent L-DOPA recover spermatogenic loss by combating ROS, loss of mitochondrial membrane potential and apoptosis.* PLoS One 2013; 8:e54655.

57. **Ahmad MK et al.** *Effect of Mucuna pruriens on semen profile and biochemical parameters in seminal plasma of infertile men.* Fertil Steril 2008; 90:627-635.

58. **Shukla KK et al.** *Mucuna pruriens improves male fertility by its action on the hypothalamus-pituitary-gonadal axis.* Fertil Steril 2009; 92:1934-1940.

59. **Champatisingh D et al.** *Anticataleptic and antiepileptic activity of ethanolic extract of leaves of Mucuna pruriens: A study on role of dopaminergic system in epilepsy in albino rats.* Indian J Pharmacol 2011; 43:197-199.

60. **Scirè A et al.** *The belonging of gpMuc, a glycoprotein from Mucuna pruriens seeds, to the Kunitz-type trypsin inhibitor family explains its direct anti-snake venom activity.* Phytomedicine 2011; 18:887-895.

61. **Hope-Onyekwere NS et al.** *Effects of Mucuna pruriens protease inhibitors on Echis carinatus venom.* Phytother Res 2012; 26:1913-1919.

62. **Fung SY, Tan NH, Sim SM.** *Protective effects of Mucuna pruriens seed extract pretreatment against cardiovascular and respiratory depressant effects of Calloselasma rhodostoma (Mala7yan pit viper) venom in rats.* Trop Biomed 2010; 27:366-372.

63. **Fung SY et al.** *Effect of Mucuna pruriens Seed Extract Pretreatment on the Responses of Spontaneously Beating Rat Atria and Aortic Ring to Naja sputatrix (Javan Spitting Cobra) Venom.* Evid Based Complement Alternat Med 2012; 2012:486390.

64. **Fung SY et al.** *Mucuna pruriens Linn. seed extract pretreatment protects against cardiorespiratory and neuromuscular depressant effects of Naja sputatrix (Javan spitting cobra) venom in rats.* Indian J Exp Biol 2011; 49:254-259.

65. **Manyam BV.** *Paralysis agitans and levodopa in "Ayurveda": ancient Indian medical treatise.* Mov Disord 1990; 5:47-48.

66. **Ovallath S, Deepa P.** *The history of parkinsonism: descriptions in ancient Indian medical literature.* Mov Disord 2013; 28:566-568.

67. **Manyam BV, Sánchez-Ramos JR.** *Traditional and complementary therapies in Parkinson's disease.* Adv Neurol 1999; 80:565-574.

68. **Nagashayana N et al.** *Association of L-DOPA with recovery following Ayurveda medication in Parkinson's disease.* J Neurol Sci 2000; 176:124-127.

69. **González Maldonado R.** *Tratamientos heterodoxos en la enfermedad de Parkinson, 2013.* Amazon.es.

70. **Misra L, Wagner H.** *Extraction of bioactive principles from Mucuna pruriens seeds.* Indian J Biochem Biophys 2007; 44:56-60.

71. **Vaidya AB et al.** *Treatment of Parkinson's disease with the cowhage plant-Mucuna pruriens Bak.* Neurol India 1978; 26:171-176.

72. **González Maldonado R.** *El extraño caso del Dr. Parkinson.* Grupo Editorial Universitario. Granada, 1997. : s.n.

73. **Parkinson's Disease Study Group, PDSG.** *An alternative medicine treatment for Parkinson's disease:*

results of a multicenter clinical trial. HP-200 in PD Study Group. J Altern Complement Med 1995; 1:249-255.

74. **Manyam BV.** *Beans (Mucuna pruriens) for Parkinson's disease: an herbal alternative.* www.parkinson.org/beans.htem (2003).

75. **Suchowersky O et al.** *Practice Parameter: Neuroprotective strategies and alternative therapies for Parkinson disease (an evidence-based review). Report of the Quality Standards Subcommittee of the American Academy of Neurology.* Neurology 2006; 66:976-972.

76. **Hussian G, Manyam BV.** *Mucuna pruriens proves more effective than L-DOPA in Parkinson's disease animal model.* Phytotherapy Research 1997; 11:419–423.

77. **Behari M et al.** *Experiences of Parkinson's disease in India.* Lancet Neurol 2002; 1:258-262.

78. **Lieu CA et al.** *A water extract of Mucuna pruriens provides long-term amelioration of parkinsonism with reduced risk for dyskinesias.* Parkinsonism Relat Disord 2010; 16:458-465.

79. **Pathan AA et al.** *Mucuna pruriens attenuates haloperidol-induced orofacial dyskinesia in rats.* Nat Prod Res 2011; 25:764-771.

80. **Lampariello LR et al.** *The Magic Velvet Bean of Mucuna pruriens.* J Tradit Complement Med 2012; 2:331-339.

81. **Kasture S et al.** *Assessment of symptomatic and neuroprotective efficacy of Mucuna pruriens seed extract in rodent model of Parkinson's disease.* Neurotox Res 2009; 15:111-122.

82. **Yadav SK et al.** *Comparison of the neuroprotective potential of Mucuna pruriens seed extract with estrogen in 1-methyl-4-phenyl-1,2,3,6-tetrahydropyridine (MPTP)-induced PD mice model.* Neurochem Int 2014; 65:1-13.

83. **Dhanasekaran M, Tharakan B, Manyam BV.** *Antiparkinson drug--Mucuna pruriens shows antioxidant and metal chelating activity.* Phytother Res 2008; 22:6-11.

84. **Tharakan B et al.** *Anti-Parkinson botanical Mucuna pruriens prevents levodopa induced plasmid and genomic DNA damage.* Phytother Res 2007; 21:1124-1126.

85. **Yadav SK et al.** *Mucuna pruriens seed extract reduces oxidative stress in nigrostriatal tissue and improves neurobehavioral activity in paraquat-induced Parkinsonian mouse model.* Neurochem Int 2013; 62:1039-1047.

86. **Lees A, Olanow WC, Der Giessen RV, Wagner H.** *Mucuna pruriens and extracts thereof for the treatment of neurological diseases.* Patent WO 2004039385-A2, 2004, May 13.

87. **Mahajani SS et al.** *Bioavailability of L-DOPA from HP-200 : a formulation of seed powder of Mucuna pruriens (Bak) : a pharmacokinetic and pharmacodynamic study.* Phytotherapy Research 1996; 10:254-256.

88. **Pruthi SC, Pruthy P.** *Ayurvedic composition for the treatment of disorders of the nervous system including Parkinson's disease.* Patent US 6106839 A. https://www.google.com/patents/US6106839.

89. **Manyam BV, Dhanasekaran M, Cassady JM.** *Anti-Parkinson's disease pharmaceutical and method of use.* United States Patent 20050202111-A1. http://www.freepatentsonline.com/y2005/0202111.html.

90. **González Maldonado R.** *Parkinson y estrés.* CreateSpace 2013, Amazon.

91. **González Maldonado R.** *Conjeturas de un neurólogo que escuchó a mil parkinsonianos.* CreateSpace 2014, Amazon.

92. **Munhoz RP, Teive HA.** *Darkening of white hair in Parkinson's disease during use of levodopa rich Mucuna pruriens extract powder.* Arq Neuropsiquiatr 2013; 71:133.

93. **Infante ME et al.** *Outbreak of acute toxic psychosis attributed to Mucuna pruriens.* Lancet 1990; 336:1129.

94. **Bertoldi M, Gonsalvi M, Voltattorni CB.** *Green tea polyphenols: novel irreversible inhibitors of dopa decarboxylase.* Biochem Biophys Res Commun 2001; 284:90-93.

95. **Kang KS et al.** *Dual beneficial effects of (-) epigallocatechin-3-gallate on levodopa methylation and hippocampal neurodegeneration: in vitro and in vivo studies.* PLoS One 2010; 5(8):e11951. doi: 10.1371/journal.

96. **Guo S et al.** *Protective effects of green tea polyphenols in the 6-OHDA rat model of Parkinson's disease through inhibition of ROS-NO pathway.* Biol Psychiatry 2007; 62:1353-1362.

97. **Hinz M, Stein A, Uncini T.** *Relative nutritional deficiencies associated with centrally acting monoamines.* Int J Gen Med 2012; 5:413-430.

98. **Hinz M, Stein A, Uncini T.** *Amino acid management of Parkinson's disease: a case study.* Int J Gen Med 2011; 4:165-174.

99. **Kim TH et al.** *Herbal Medicines for Parkinson's Disease: A Systematic Review of Randomized Controlled Trials.* PLoS ONE 2012; 7: e35695. doi:10.1371.

100. **Lyytinen J et al.** *Entacapone and selegiline with L-dopa in patients with Parkinson's disease: an interaction study.* Parkinsonism Relat Disord 2000; 6:215-222.

101. **Cassani E et al.** *Natural therapy: Mucuna pruriens. A possible alternative in developing countries.* 18th Movement Disorders Society Meeting, Stockholm, june 2014.

102. **Cassani E et al.** *Mucuna pruriens: A new strategy for Parkinson's disease treatment in Africa. An update.* 18th Movement Disorders Society Meeting, Stockholm, june 2014.

TABLA DE CONTENIDO

4. Del herbolario a la farmacia   41

5. La Mucuna va mejor que Sinemet   51

8. Dosis y presentaciones   87

9. Hablan los que toman Mucuna   101

11. El futuro de la mucuna   135

FINIS